Les calculs de la vessie
et la lithotritie

Acteurs de la Science

Fondée par Richard Moreau,
professeur honoraire à l'Université de Paris XII
Dirigée par Claude Brezinski et Roger Teyssou

La collection Acteurs de la Science est consacrée à des études sur les acteurs de l'épopée scientifique moderne ; à des inédits et à des réimpressions de mémoires scientifiques anciens ; à des textes consacrés en leur temps à de grands savants par leurs pairs ; à des évaluations sur les découvertes les plus marquantes et la pratique de la Science.

Dernières parutions

Anne-Marie MARION-AUDIBERT, *Au fil de nos entrailles*, 2023.
Norbert GUALDE, *L'Épidémie c'est l'homme, L'Anthropocène, l'épidémie, la syndémie, la démorésilience*, 2023.
Roger TEYSSOU, *Félix Le Dantec, Breton de Lannion et homme d'exception*, 2023.
Michel PINAULT, *Gustave Flourens : un intellectuel révolutionnaire. Du Second Empire à la Commune de 1871*, 2023.
Gérard GUILLET, *Cosmétiques : histoire et faces cachées. Du soin de peau au soin de soi. Pouvoirs, secrets et défis des cosmétiques*, 2023.
Paul MAZLIAK, *Xavier Bichat. La révolution en médecine*, 2022.
AVERROÈS, *Commentaire au Poème de la médecine d'Avicenne. Traduction, introduction et notes par Mahmoud Aroua,* 2022.
Jean-Marie AURADOU, Christian DUPIN DE SAINT CYR, *La réforme médicale avortée, 1778-1793*, 2022.
Roger TEYSSOU, *Histoire des statistiques des origines au XIXe siècle. Si les statisticiens m'étaient comptés…*, 2022.
Philippe DESHAYES, Gérard ENGRAND, Augustin MOUZE, Jean-Pierre RICHARD, *Accompagner l'entrée en recherche. Le séminaire « episteme »*, 2022.
Frédéric VIOUX, *La physique pour ceux qui n'aiment pas ça*, 2022.

Roger Teyssou

LES CALCULS DE LA VESSIE ET LA LITHOTRITIE

L'Harmattan

Du même auteur :

Félix Le Dantec, breton de Lannion et homme d'exception, Editions l'Harmattan, 2023.

Histoire des statistiques ..., Editions l'Harmattan, 2022

Une histoire de la médecine, 1500-1900, Editions l'Harmattan, 2022

L'affaire Semmelweis, un scandale sanitaire sans équivalent, Editions L'Harmattan, 2019.

Variole : Théodore Tronchin et la grande aventure de l'inoculation, Editions L'Harmattan, 2019.

Nouveau dictionnaire mémorable des remèdes d'autrefois, Editions L'Harmattan, 2018.

Jérôme Fracastor, de la nature des choses à la nature des germes, Editions L'Harmattan, 2017.

La thérapeutique de Fracastor, lexique des médicaments, Editions L'Harmattan, 2017.

Jean Wier, Des dieux, des démons, des sorcières, Editions L'Harmattan, 2016.

Orfila, le doyen magnifique et les grands procès criminels au XIXe *siècle, El decano magnifico,* Editions L'Harmattan, 2015.

Freud, médecin imaginaire ... d'un malade imaginé, Editions l'Harmattan, 2014.

Une histoire de la circulation du sang, Harvey, Riolan et les autres ... Des hommes de cœur, presque tous, Editions l'Harmattan, 2014.

Paul Sollier contre Sigmund Freud, l'hystérie démaquillée, Editions l'Harmattan, 2013.

Gabriel Andral, la médecine dans le sang. Un pionnier de l'hématologie, Editions l'Harmattan, 2012.

Charcot, Freud et l'hystérie, Editions l'Harmattan, 2012.

L'aigle et le caducée. Médecins et chirurgiens de la Révolution et de l'Empire, Editions L'Harmattan, 2011.

Une histoire de l'ulcère gastro-duodénal. Le pourquoi et le comment, Editions L'Harmattan, 2009.

Dictionnaire des médecins, chirurgiens et anatomistes de la Renaissance, Editions L'Harmattan, 2009.

Dictionnaire mémorable des remèdes d'autrefois, Editions L'Harmattan, 2007.

Quatre siècles de thérapeutique médicale du XVIe *au XIX*^e^ *siècle en Europe,* Editions L'Harmattan, 2007.

La Médecine à la Renaissance, Editions L'Harmattan, 2002.

5-7, rue de l'École-Polytechnique ; 75005 Paris

http://www.editions-harmattan.fr

ISBN : 978-2-336-44624-0

EAN : 9782336446240

La lithotritie

Cette opération consiste à broyer les calculs urinaires vésicaux pour en évacuer ensuite les fragments par les voies naturelles.

Louis-Jacques Bégin (1793-1859) consacre cinquante pages du *Dictionnaire de médecine et de chirurgie pratique,* Paris, 1834, à la lithotritie. Il évoque Albucasis (936-1013), Paré (1509-1590), Santorio Santorio (1561-1636), et plus récemment, Hunter (1728-1793) et Cooper (1768-1841) qui utilisaient des sondes courbées plus faciles à introduire. Il parle également de Lieutaud (1703-1780), de Desault (1738-1795) qui affirmaient qu'on pouvait sonder l'urètre avec une sonde droite.

Pierre de Lassus (1741-1807), et bien d'autres, étaient tous sollicités par le désir d'éviter la redoutable taille. Mais leurs manuscrits ou leurs ouvrages furent oubliés dans la poussière des bibliothèques ou tournèrent court faute d'application pratique ou tout simplement pour la réalisation desquelles le courage manquât à l'opérateur et au patient. Reconnaissons qu'avant 1818 la lithotritie n'existait pas, même si Fabrice de Hilden (1560-1634) avait confectionné des instruments susceptibles d'aller chercher des calculs urétraux pour les fragmenter :

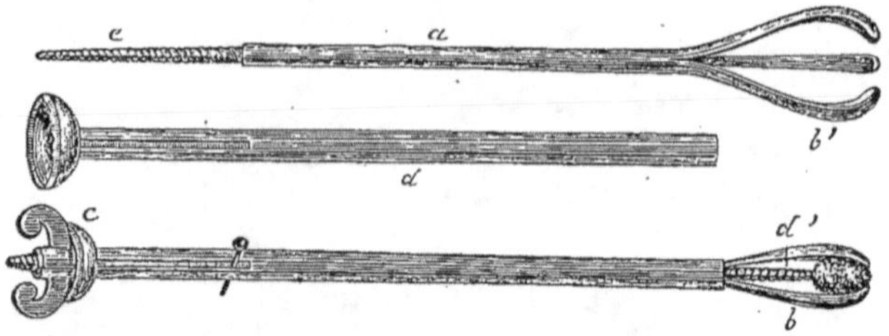

FIG. 65. — Instruments de Fabrice de Hilden pour briser les calculs de l'urèthre.

a. Pince à trois branches.
b. Canule servant de gaine à la pince.
c. Instrument complété par un tire-fond avec écrou destiné à briser le calcul saisi dans la pince.

Les précurseurs

François Fournier de Lempdes (1783-1861)

Naquit à Lempdes dans le Puy-de-Dôme. Il débute ses études médicales à Clermont-Ferrand et les poursuit à Montpellier et à Paris où il passe sa thèse de doctorat en 1806 : *Dissertation sur divers points de chirurgie, suivie d'une nouvelle théorie sur le mécanisme de la vision.* Il retourne à Clermont-Ferrand où il se consacre à des recherches sur la lithotripsie, expérimente son appareil à l'Hôpital Saint-Louis et lit un mémoire devant l'Académie de médecine : *Mémoire sur le broiement de la pierre dans la vessie, les sondes droites*... Selon le Dechambre, *il est bien établi par nombre de certificats que Fournier de Lempdes est bien l'inventeur de cette nouvelle opération qu'il expérimenta d'abord sur les cadavres à l'Hôtel de Ville de Clermont-Ferrand* ; nous le retrouvons en 1817 à Paris où il teste ses appareils à l'Hôpital Saint-Louis, nous l'avons vu, comme en témoignent Richerand et Biett.

Il revendique avec vigueur sa priorité : il a fait fabriquer par des joailliers de Clermont-Ferrand un lithotripteur en 1812 et publie des brochures qui revendiquent l'antériorité de ses travaux.

Il écrit également : *Mémoire sur le brisement de la pierre dans la vessie, des sondes droites, etc.*, lu à l'Académie des sciences le 19 février 1826 ; in *Bulletin des sciences médicales*, XI, p. 187, 1827 ; *Lithotritie perfectionnée. Sondes droites et injections forcées. Exposé de nouveaux procédés et bandages pour le traitement et la guérison des hernies*, Paris, 1829. Il est l'auteur d'un article paru dans les *Annales de la société de médecine pratique de Montpellier*, tome XXVI, intitulé : Mémoire sur l'avortement. Plus tard, il s'installe à Paris et se spécialise dans le traitement des lithiases vésicales et des hernies. On lui doit également un recueil des *Travaux du docteur Fournier de Lempdes, présentés aux membres de l'Institut,* Paris, 1843.

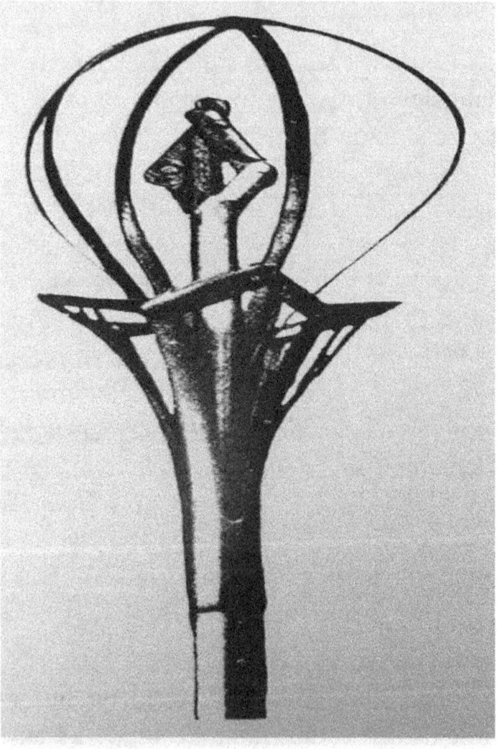

Litholepte de Fournier de Lempdes

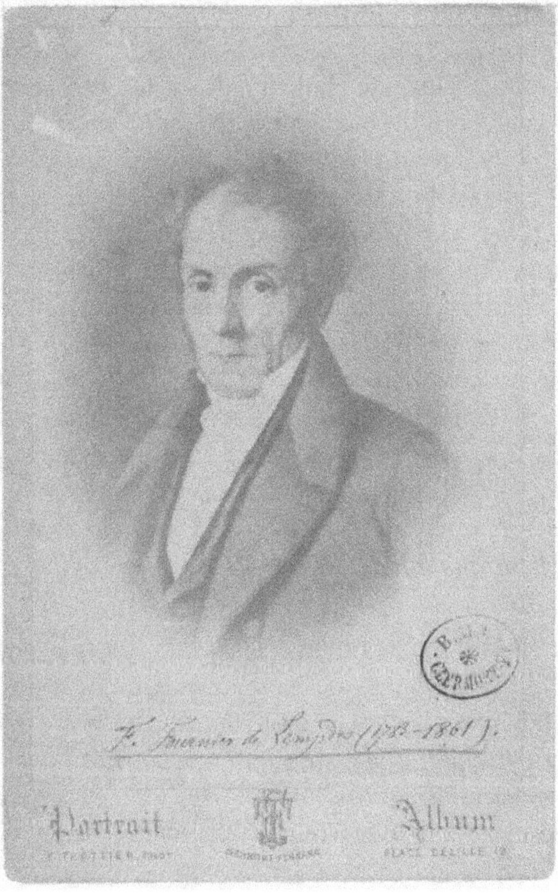

F. Fournier de Lempdes

Franz von Paula Gruithuisen

Naquit au château de Haltenberg, sur le Lech, le 19 mars 1774. Il était fils d'un fauconnier. Il semble avoir imaginé et construit le premier lithotome. Il est l'inventeur d'une série d'instruments destinés à broyer les calculs, après avoir établi la possibilité du cathétérisme rectiligne. Sa première publication date de mars 1813 dans le *Salzburger med. - chirurg. Zeitung,* article reproduit par Heurteloup en 1846 dans son livre intitulé *De la lithotritie sans fragments*[1]. On peut y lire : *Depuis cinq ans, j'hésite à émettre mes idées sur les moyens artificiels propres à dissoudre et à broyer la pierre dans la vessie en attendant vainement une occasion favorable, où je puisse en faire l'application sur le vivant avant de le communiquer au public... Toute notre méthode est fondée sur la possibilité de sonder les sujets mâles avec un cathéter droit.*

Heurteloup rend hommage à Gruithuisen qui admettait que les futurs praticiens perfectionneraient ces instruments, en inventeraient d'autres, et ajoutait : *On arrive à l'art pas à pas et en partant d'une idée préconçue, tandis qu'on ne parvient à la science que par la voie de l'expérience.* Le médecin allemand avait ouvert la voie. Abandonnant la médecine, il se tournera vers l'astronomie et décrira même une ville sur la lune qu'il appellera Wallwerk.

---

[1] *De la lithotritie sans fragments au moyen de deux procédés de l'extraction immédiate des pierres vésicales par les voies naturelles...,* Paris, 1846, p. 329.

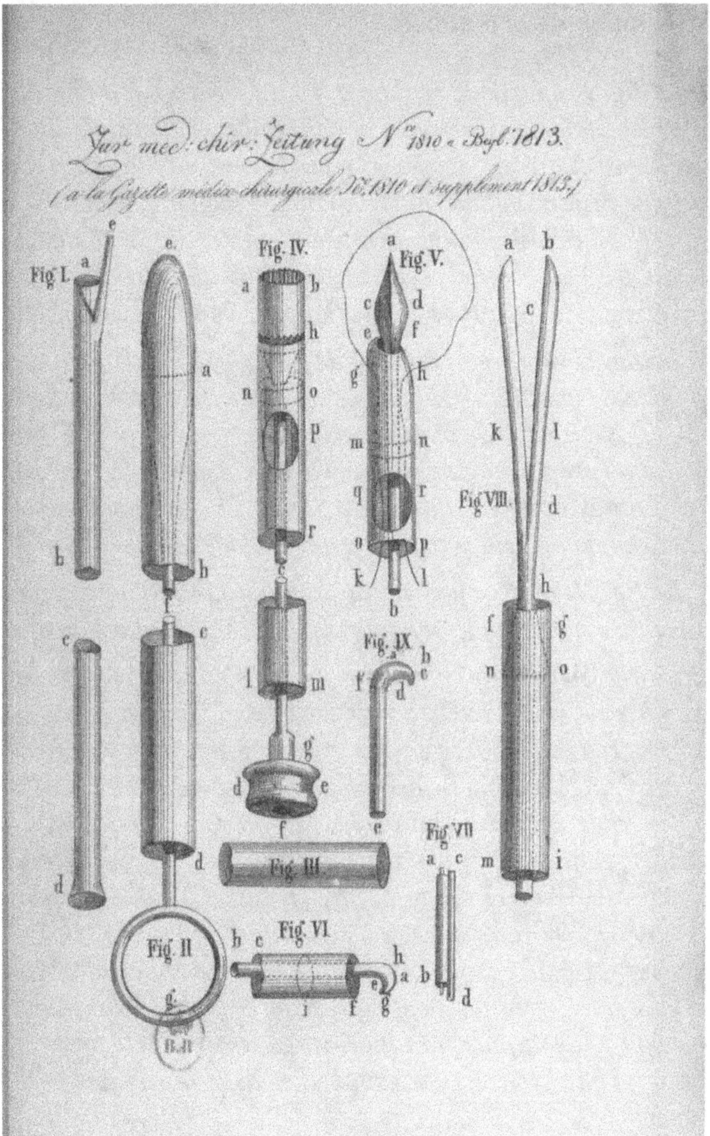

Appareillage de Franz von Paula Gruithuisen

Description de la planche

La fig. I *représente le tube a b c d e, servant à diriger un courant d'eau sur la pierre. On voit saillir en e un style soudé à ce tube, et qui est destiné à tenir la pierre éloignée à une certaine distance, pour que l'eau puisse bien tomber dessus ; en d, le tube, présentant partout ailleurs le même diamètre, se montre évasé pour recevoir un autre tube en corne par lequel entre le liquide de l'injection.*

La fig. II *représente une sonde d'argent a b c d, longue de 14 pouces sur 4 lignes décimales de diamètre. Cette sonde, la plus grosse que l'on puisse introduire chez un adulte sans dilatation préparatoire, renferme le conducteur e f g, que l'on retire après l'introduction de la sonde, et que l'on remet en place quand on veut retirer la grosse sonde elle-même.*

La fig. III *montre une moitié de sonde, du calibre d'un peu plus de 3 lignes, pour un jeune sujet de dix ans et au-dessus.*

La fig. IV *offre le trépan long de 1 pied et demi ; a b est la couronne, dont l'intérieur doit être aussi large que possible ; elle se rétrécit de haut en bas et se continue dans la tige c f, à l'extrémité de laquelle est adaptée une poulie d e, que l'on fait tourner à l'aide d'un archet. Pour n'être pas sujette à vaciller, cette tige passe par trois disques de laiton, disposés dans le tube, l'un au milieu, l'autre en haut, Il o, et le troisième en bas, en / m. La partie g f de la tige est carrée, afin d'y attacher la poulie avec plus de solidité. Le tube h i If 1 m, servant à fixer le tout, peut également être de cuivre jaune ; mais on y laisse plusieurs ouvertures sur le côté, comme en p, afin d'être à même de nettoyer et de graisser la tige du trépan.*

La fig. V *représente le perforateur, dont a c d est la lance, et b la tige, qui se continue dans la poulie, comme dans la figure précédente, le tube étant aussi le même. Celui-ci est un peu aplati en e f g h, et offre deux ouvertures, l'une en h,* *l'autre en g, pour le passage du fil métallique h g i h 1, lequel traverse également le disque de cuivre jaune m n du tube e f0 p, qui est aussi percé d'un grand trou en q r, etc. Ce tube est en outre taillé en biseau à son extrémité supérieure e f, afin de pouvoir facilement retirer et cacher la lance dans l'espace g h, dans le cas où la grosse sonde se serait échappée de la vessie et n'y pourrait plus être réintroduite sans occasionner de grandes douleurs.*

(Je ferai remarquer ici que la grosse sonde de la fig. 2 sert de moyen de dilatation et de canal de sûreté, pour la manœuvre de tous les autres instruments.)

La fig. VI *représente l'extrémité antérieure du brise-pierre a b, disposé en bec-de-corbin. Il est en acier, arrondi à sa face convexe g h, tranchant à sa face concave g e, et présente un bout e pointu et incisif. Il peut être retiré dans l'espace /d. Le tube c doit être également en acier à sa partie antérieure, afin de pouvoir opposer une résistance assez forte aux pierres que l'on s'efforcerait de briser contre f, avec le tranchant e du crochet g a h. Le disque i peut aussi être en cuivre jaune.*

La fig. VII *représente l'extrémité antérieure du double conducteur galvanique. Le fil d'or ou de platine, isolé par un tube de verre, se trouve à côté du deuxième fil c d, entouré de soie. Il faut qu'ils restent tous deux dans cette position, puisque le tout doit encore être enveloppé de soie et enduit d'une couche de laque. La partie nue des fils métalliques ne sera pas plus longue qu'on ne la voit représentée dans cette figure, sans quoi l'effet serait trop divisé. 11 est indifférent, du reste, auquel des deux fils on fera correspondre le pôle zinc et le pôle argent.*

La fig. VIII *offre un tranche-pierre, consistant en un instrument d'acier fendu a b c, et en un tube constricteur*

h f g i, destiné à rapprocher l'une de l'autre les deux branches. Les extrémités antérieures t1 c et b c de ces branches sont tranchantes à leur côté interne, arrondies au côté externe et dans le reste de leur étendue. Elles doivent être un peu plus minces entre k /, afin d'avoir assez de flexibilité pour que les tranchants a et b, étant rapprochés avec force, puissent diviser les fragments de pierre ou enlever des parcelles aux calculs entiers qu'ils auront saisis. Pour produire cet effet, on n'a qu'à faire monter le tube de laiton h m i, rétréci intérieurement par les saillies/ et g, et le pousser au-delà des points d et Ii, / vers c. La raison pour laquelle nous conseillons de prendre un tube de cuivre jaune est que ce métal s'use le moins sur l'acier. Le métal qui, après le laiton, supporte mieux les frottements sur l'acier, est le cuivre rouge, après lequel seulement vient l'acier. Ce tranche-pierre est surtout très utile lorsque la pierre est composée de lamelles très minces. Tous les tubes, depuis la troisième jusqu'à la septième figure, doivent remplir très exactement la cavité de la grosse sonde de la figure 2, pour donner à tout l'appareil une grande solidité, en ce que la grosse sonde doit être aussi peu massive que possible.

La fig. IX *présente un crochet pour retirer des morceaux de bougies, etc., engagés dans l'urèthre. Il est en mousse en a b et d, et un peu pointu en c. Il doit avoir, entre c et j : une largeur telle qu'il corresponde exactement à la cavité de la grosse sonde, qui peut être dévissée dans son milieu. On tapissera l'intérieur de cette sonde, entre n et o, d'un morceau de drap fortement huilé, afin d'empêcher les frottements des points/ et b du crochet sur les parois de la sonde. Les tiges des instruments des figures 6, 8 et 9 doivent être munies d'un anneau à leur extrémité inférieure, comme le conducteur de la figure 2. Il faut de même donner une marque distinctive aux côtés des crochets, afin de reconnaître à cela la direction de leur pointe, quand ils se trouvent enfoncés.*

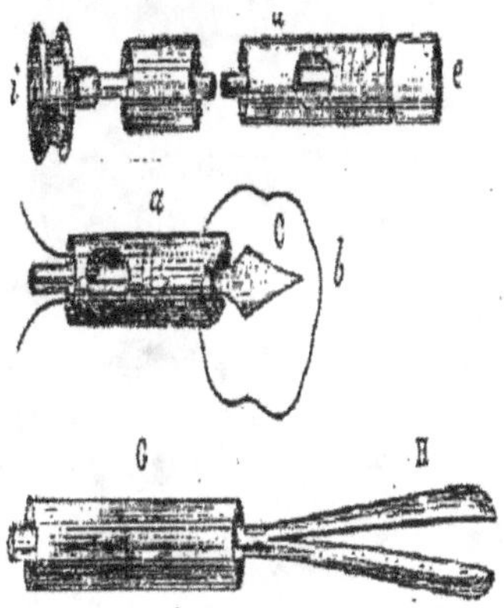

Fig. 1. — Instruments de Gruithuisen.

a Canule double dont les deux tubes s'emboîtent exactement.

b Fil métallique formant une anse pour saisir le calcul et le fixer contre l'extrémité de la canule.

c Fer de lance pour perforer le calcul.

d Canule double.

e Petite couronne de trépan.

i Talon de l'instrument sur lequel on applique l'archet.

G Canule d'une pince destinée à écraser les petits fragments.

H Branches de la pince.

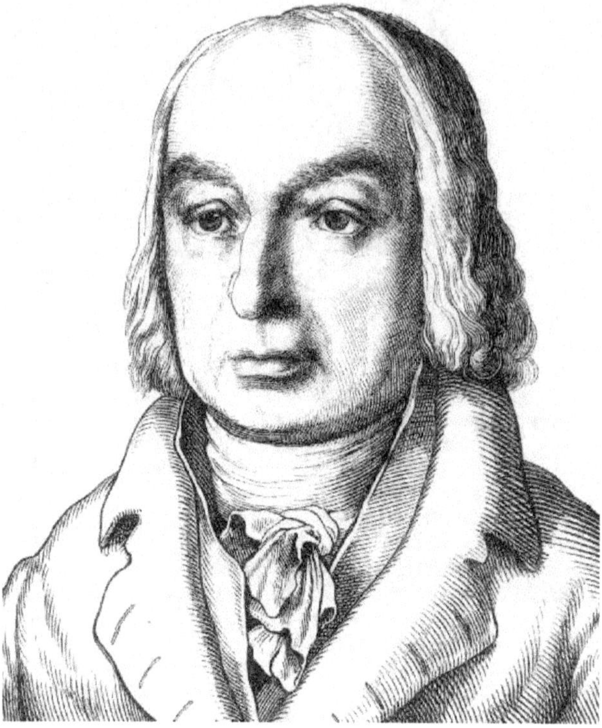

Gruithuisen

La technique

Le chirurgien doit déterminer la présence du calcul dans la vessie : morphologie, dimensions, forme et consistance de la lithiase ou des concrétions qui l'accompagnent. Il utilise alors la sonde de trousse. Comme la vessie doit être en réplétion pendant l'exploration, la sonde, obturée à sa partie distale, doit pouvoir pivoter dans la vessie. Leroy d'Étiolles conseille l'emploi de sondes munies d'un robinet qui permettent éventuellement l'adaptation d'une seringue. Le robinet permet d'éviter que la vessie ne se vide mais également de la vider si le calcul n'est pas accessible et s'il faut attendre l'évacuation vésicale pour qu'il vienne se coller à la sonde.

Le diagnostic

Leroy d'Étiolles affirme avoir détecté des calculs avec sa sonde élastique à embout d'argent, notamment quand un adénome prostatique rendait la progression de la sonde métallique très douloureuse. Certaines lithiases échappent à l'exploration surtout en cas de prostate volumineuse. Il faut donc employer soit une sonde de Mercier soit une sonde de Leroy d'Étiolles à courte courbure. Si le mouvement de rotation est difficile, on utilisera la sonde élastique flexible de Leroy. On reconnaîtra la présence du calcul au choc qui se répercute sur la main et au bruit. Mercier suggère l'emploi d'un explorateur à doubles branches qui a plus de chances de saisir le calcul et d'apprécier ses dimensions. L'explorateur de Leroy permet de connaître, avec une précision relative car il n'apprécie pas la forme de la pierre qui peut être oblongue ou sphérique, ce qui déterminera la technique utilisée pour traiter la lithiase urinaire.

Les instruments

L'étape suivante, qui ne connaîtra pas d'avancée avant les travaux de de Lempdes en 1812 et de Gruithuisen en 1813, sera la lithotritie. On savait néanmoins que l'urètre masculin pouvait être cathétérisé par une sonde droite.

En avril 1822, Amussat publie une *Note sur la possibilité de sonder l'urètre de l'homme avec une sonde tout-à-fait droite sans blesser le canal, ce qui a donné l'idée d'extraire les petits calculs urinaires encore contenus dans la vessie, et de briser les gros avec la pince de Hunter modifiée par M. Amussat, aide d'anatomie à la faculté de médecine de Paris.* Après quelques réflexions sur l'urètre et les instruments droits, Amussat écrit : *Je me propose de développer ces idées, dont le résultat est si heureux que je n'ose m'en réjouir avant d'avoir acquis la certitude de pouvoir faire sur le vivant ce qu'on exécute avec facilité sur l'homme mort*. Nouveau journal de médecine, **13**, 344.

La lithotritie se déroulait selon deux méthodes : la lithotritie rectiligne employant forets et limes ; la lithotritie curviligne fragmentant directement la lithiase.

La lithotritie rectiligne a trois objectifs : soit creuser le centre de la concrétion lithiasique, soit de l'entamer en attaquant sa périphérie, soit le broyer. L'appareil de Gruithuisen n'a jamais eu d'application pratique et sa conception l'aurait rendu dangereux pour les parois vésicales. Les appareils les plus pratiques furent conçus par Leroy d'Étiolles et Civiale dont la rivalité concernant des questions de priorité défraya la chronique médicale de l'époque, l'action de Leroy contre Frédéric Charrière, fabricant d'instruments médicaux émaillera l'un des épisodes de ces querelles intestines. Toujours est-il que ce sera Civiale qui, le 13 janvier 1824, utilisera son appareil sur le vivant avec un succès incontestable. Cet engin comportait cinq pièces : une canule, une pince, un foret, un archet, un « tour en l'air ». La canule contenait les trois branches d'une pince tripode au centre de laquelle se situait le foret semblable à une tête de trépan. On introduisait cet appareil fermé dans la vessie, on saisissait la pierre et au moyen de l'archet on imprimait au foret un rapide mouvement circulaire pour percer le calcul de multiples trous. Le « tour en l'air » contenant un ressort à boudin qui exerçait sur le foret une pression permanente et le forçait à pénétrer la pierre.

Malheureusement, le système de Civiale ne permettait pas d'augmenter le diamètre du foret car il n'aurait pas pu passer dans la canule du trilabe. Leroy pallia cet inconvénient en réalisant un foret en deux parties qui s'écartaient l'une de l'autre sous l'action d'une tige coulissante en forme de cône, au contact du calcul.

Dès 1822, Amussat présentera devant l'Académie royale de médecine un instrument destiné à broyer la pierre, sous forme d'un tube qui *reçoit deux fortes tiges de fer formant deux demi-cylindres appliqués l'un contre l'autre par leur partie plate ayant l'une de leurs extrémités garnie de dents ou mors d'un côté, terminée de l'autre par une crémaillère dont les dents reçoivent deux cliquets placés sur l'extrémité du tube qui leur sert de gaine. Un levier placé dans deux mortaises produit alternativement la traction des branches et leur retrait dans le tube, chacune d'elles devenant successivement, au moyen de l'encliquetage, un point d'appui pour l'élévation de l'autre ; de là, frottement sur la pierre et pression croissante.*

Heurteloup, Civiale, Rigal montrèrent des instruments rectilignes pour réduire en poussière les calculs vésicaux mais leurs appareils ne parvenaient pas à les briser et pouvaient seulement récupérer les graviers ou les fragments obtenus par les autres procédés lithotriteurs. Les procédés de broiement ne furent abandonnés qu'à l'avènement des instruments courbes, après l'abandon des sondes rectilignes.

La lithotritie curviligne

L'avantage des instruments courbes résidait dans la possibilité de broyer rapidement les lithiases vésicales volumineuses.

Jacobson proposera en 1830 un brise-pierre courbe constitué d'une robuste canule dans laquelle coulissent deux tiges d'acier : l'une est courbe, l'autre, rectiligne. Elles sont solidaires l'une de l'autre et réunies par trois brisures articulées. Celles-ci forment une anse dans laquelle les calculs s'engagent développant d'énormes pressions et, malheureusement, l'instrument se brisait souvent dans la vessie. Par ailleurs, des fragments de calculs pouvaient se glisser dans l'anse et la bloquer, avec un risque de plaie vésicale ou urétrale.

Heurteloup presque en même temps que Jacobson, inventa son percuteur courbe. Cette grosse sonde de 8 mm de diamètre, est recourbée selon le quart d'un cercle de 6 cm de diamètre. Elle présente à son extrémité deux branches terminées par des mors. La branche inférieure est rainurée pour recevoir la branche supérieure. Le marteau percuteur frappe la branche mâle, le calcul est écrasé. Voici ce qu'en disait Heurteloup : *Lorsque la pierre est prise entre les deux segments de courbure dont l'un est immobile et l'autre mobile, on peut rapprocher ces deux segments par la percussion et par conséquent communiquer à la pierre l'action vive et éminemment pulvérisante du marteau. On conçoit que par ce moyen je réalise dans la vessie ce que l'on opère avec le même agent sur un plan solide et résistant. En effet l'instrument présente lorsqu'il est mis en usage, un plan fixe sur lequel repose la pierre et un plan mobile qui a une action absolument semblable au marteau mis en œuvre, comme on le fait ordinairement, puisqu'il est une loi physique qui veut que tout choc que l'on imprime à l'extrémité d'une tige métallique solide et droite, se transmette, sans perte, à un corps placé à l'autre extrémité.* Le lit fabriqué par Charrière répondait à cette exigence à une nuance près, c'est l'impossibilité d'immobiliser le malade totalement, le moindre mouvement de sa part pouvant entraîner de graves blessures urétrales ou vésicales.

Amussat invente alors l'étau à main, boule de plomb percée d'une encoche carrée dans laquelle se fixe l'extrémité distale de la branche inférieure du percuteur. Le percuteur installé dans l'étau, les aides saisissent les poignées fixées sur les moitiés de la boule et les maintiennent fermement. Le chirurgien n'a plus qu'à appuyer sur la rondelle de la branche supérieure pour éviter que la lithiase n'échappe entre chaque coup de marteau et poursuivre tranquillement la destruction de la pierre.

C'est Heurteloup qui fournit à tous ses confrères le modèle standard de tous les lithotriteurs que Charrière améliorera en engainant la branche supérieure dans la branche inférieure, les rendant solidaires et inséparables. La seule pression des deux mors suffisait souvent à réduire la pierre en poudre sans recourir à la percussion sauf dureté exceptionnelle.

Puis vint le brise-pierre de Ségalas : son originalité venait de l'adaptation au brise-pierre de Heurteloup, vissé à la branche inférieure, d'un écrou à volants, à disposition de l'opérateur, permettant de refouler la branche inférieure qui exerçait alors une pression très importante sur le calcul. Ce dispositif permettait d'utiliser la percussion, l'écrou empêchant le recul de la branche inférieure. La force de l'écrou pouvait parfois provoquer la cassure des mors de la pince et leur chute dans la vessie.

Civiale résout le premier problème, celui d'une vis exerçant une compression sans empêcher l'instrument de se fermer et de s'ouvrir rapidement, d'établir une corrélation entre la force des mors et celle de l'intensité du système compresseur : il invente l'écrou brisé.

Charrière perfectionne ce dispositif en utilisant un pas de vis à trois filets et une roue dynamométrique. En Angleterre, Thompson s'enthousiasme pour ces perfectionnements : *The manner in which the objects are attained by this lithotrite (le lithoclaste de Charrière) is very beautiful, and constitutes a great advance on instruments of the pre-existing construction.*

Les couteliers Robert et Collin perfectionnent ce mécanisme en entourant l'écrou par un anneau qui le fait engrener sur le pas de vis de la branche inférieure. Si l'on tourne l'anneau en sens inverse, on libère l'écrou ce qui permet de le nettoyer.

Certains appareils remplacent l'écrou par une crémaillère actionnée par un pignon ou un levier.

Le brise-pierre de Charrière fonctionne sur ce principe, la branche inférieure mobile est solidaire des rainures d'une crémaillère portée par la branche inférieure des mors.

Dans l'appareil de François Gabriel Guillon, la crémaillère est mue par un levier solidaire de la branche inférieure des mors, qui peuvent éventuellement se briser.

Les mors du brise-pierre subissent également des modifications imaginées par les médecins et par les fabricants : Heurteloup propose un bec supérieur creusé d'une rainure dans laquelle s'engage le bec inférieur, les deux becs sont crénelés et susceptibles de briser les calculs les plus durs, au risque de pincer la muqueuse vésicale. Charrière modifie l'implantation des dents des mors en alternant leur disposition : creux alternant avec protubérance.

Civiale suggère des mors dits en bec de canne dont il donne la description en 1863 dans la *Gazette des hôpitaux* dans un article intitulé : De la lithotritie : *Les deux branches du lithoclaste sont aplaties d'avant en arrière, de manière à acquérir en largeur ce qui leur manque en épaisseur. La pince est alors plus apte à saisir le calcul et à le réduire en poudre. Afin de conserver à la branche femelle* (branche supérieure du mors) *la force qui lui est nécessaire, j'ai fait entourer sa partie plate d'un petit rebord peu saillant qui encadre en quelque sorte la branche mâle* (branche inférieure du mors) *quand on ferme l'instrument... Dans tout instrument bien fait, il existe, lorsqu'il est fermé, un espace entre le rebord de la branche femelle et le contour de la branche mâle : cette dernière est moins longue et moins large que l'autre. C'est par cet espace que s'échappe le détritus calculeux, lorsqu'on dégorge l'instrument. Cette disposition est d'ailleurs une garantie contre le pincement de la vessie.* Civiale souligne le danger que représente l'accumulation de débris entre les branches des becs des mors dont le rapprochement rend illusoire toute tentative d'évacuation et provoque au retrait de l'appareil une distension, des tiraillements ou des déchirures, voire une impossibilité de retirer le lithotriteur ! La mort du patient est possible.

Sir Henry Thompson pratiqua des orifices dans la branche femelle (mors supérieur) pour faciliter l'évacuation des débris de calculs et Charrière perça le mors femelle d'une large fenêtre la position du calcul pouvant être en porte-à-faux.

Ségalas pallie cet inconvénient en fenêtrant la branche supérieure près de son talon. La branche inférieure est munie d'un éperon remplissant cette ouverture. Les gravillons qui résultent du broyage de la pierre sont éliminés par les intervalles présents entre les saillies des deux mors. On évite de léser l'urètre car l'orifice près du talon de la branche supérieure est obturé.

Mercier a encore perfectionné ces dispositifs en rendant l'encombrement des mors encore plus difficile : les faces des mors sont parsemées de minuscules aspérités suffisantes pour retenir le calcul mais aucunement pour conserver les fragments résultant de la fragmentation de la lithiase. Une saillie de la branche inférieure comble entièrement l'ouverture siégeant près du talon de la branche supérieure.

Guillon munit l'extrémité de la branche inférieure du lithotome, d'une languette élastique qui dès que la pression du mors inférieur se relâche se redresse et expulse les détritus produits par la destruction de la pierre. Il a muni la branche inférieure du lithotome d'un tube amenant un courant d'eau complétant le nettoyage des mors. Mathieu a muni cette languette d'une charnière.

Alors que les mors bec de canne ou les mors plats de Mercier sont adaptés aux petits calculs ou aux calculs friables, les mors d'Heurteloup, améliorés par Charrière, ceux de Ségalas ou de Guillon, les mors porte-à-faux, sont indiqués pour les pierres très dures et volumineuses.

Les mors en porte-à-faux ont ceci de particulier que leurs centres ne coïncident pas et qu'ils brisent les pierres les plus dures mais nécessitent l'emploi des mors de Civiale ou de Mercier pour récupérer les fragments. En revanche, quand le calcul est friable à sa périphérie et dur en son centre, il peut arriver que la force communiquée par la percussion ou la pression ne puisse le broyer, voire que la lame supérieure ayant pénétré le calcul s'y trouve engagée. Robert et Collin inventent un système qui évite cet inconvénient en perçant le mors supérieur de multiples orifices dans lesquels s'engagent les dents du mors inférieur. Il en résulte la production d'éclats moins volumineux et ne nécessite plus le recours aux mors de Civiale ou de Mercier.

L'extraction des débris des calculs restés dans la vessie a poussé les praticiens et les fabricants à inventer des dispositifs plus ou moins adaptés. L'évacuateur de Heurteloup, amélioré par Leroy, est une sonde de gros calibre percée à son extrémité distale de deux orifices de grande taille placés face à face. Le bout de la sonde est occupé par un dé à coudre qui se dévisse et dans lequel les fragments de calculs sont recueillis.

Pasquier supprime le pas de vis du dé et augmente considérablement la dimension des orifices ce qui permet de nettoyer l'appareil sans le démonter.

Mercier objecte que certains fragments de calculs tombent au fond de la vessie, la sonde n'ayant qu'un seul canal le liquide ne peut sortir de la vessie que lorsque l'injection est entièrement terminée. Il imagine donc une sonde à double courant qui, malheureusement, quand l'orifice de la vessie est trop étroit, ne permet pas le passage aisé des graviers.

Voillemier perfectionne ce dispositif en aménageant deux gouttières annelées. Parvenu dans la vessie, la gouttière supérieure est tirée en arrière. Le canal évacuateur est largement ouvert et recueille les débris véhiculés par le jet de liquide par le pavillon de la sonde.

Cornay, en 1845, imagine un appareil aspirateur, le lithéréteur, mais on lui reproche de léser la paroi vésicale. Charrière proposera la même technique à la différence près que la poire en caoutchouc est remplacée par une pompe.

L'avis de Dupuytren

Le Baron Guillaume Dupuytren (1777-1835) est né le 5 octobre 1777 à Pierre-Buffière dans le département de la Haute-Vienne ce qui en fait un authentique limousin. Son père était avocat au Parlement de Bordeaux et plusieurs de ses ancêtres furent maîtres-chirurgiens dans sa ville natale.

C'est au collège de Magnac-Laval qu'il débute ses études. Son père l'envoie à Paris ensuite au collège de la Marche en 1789. Ses études terminées en 1794, il envisage une carrière militaire. Son père s'y oppose et l'inscrit à l'école médico-chirurgicale de l'hôpital Alexis à Limoges. Il s'inscrit à la faculté de médecine de Paris et suit les cours de Corvisart et de Boyer à la Charité, de Pinel à la Salpêtrière, de Cuvier au Jardin des Plantes. Il soutient sa thèse en 1803 *: Proposition sur quelques points d'anatomie, de physiologie et d'anatomie pathologique.*

Dès 1795, il est prosecteur à l'école de médecine et donne des cours d'anatomie et de physiologie pour augmenter ses revenus.

1796 : il est un des fondateurs de la Société médicale d'émulation.

1801 : chef de travaux anatomiques.

1803 : chirurgien en second à l'Hôtel-Dieu. Il fonde la Société anatomique.

1808 : chirurgien en chef adjoint de l'Hôtel-Dieu. Il échoue devant Duméril pour le poste de chef des travaux pratiques. Il ne supporte pas Pelletan et finit par tellement le discréditer que ce dernier lui cède la place de chef de service en 1815. Son caractère ombrageux et dominateur fait le vide autour de lui et oblige ses adjoints, Marjolin et Thévenot, à partir.

1809 : il est nommé inspecteur général pour l'enseignement de la médecine.

1823 : chirurgien de Louis XVIII puis de Charles X.

1835 : À la suite de son décès, Roux lui succède à l'Hôtel-Dieu. Il avait fait un legs de 200 000 francs pour créer un musée d'anatomie pathologique et pour organiser une chaire d'anatomie pathologique qu'il destine à son élève, Cruveilhier.

Louis XVIII l'avait fait baron héréditaire. Il faisait partie du Comité de salubrité et il sera nommé à l'Académie de médecine en 1820 et à l'Académie des sciences en 1825, en remplacement de Percy.

On lui doit la description de la rétraction de l'aponévrose palmaire, la description de la fracture de l'extrémité inférieure du péroné et celle des luxations congénitales de la hanche.

Il était franc-maçon, membre de la loge Sainte-Caroline à l'Orient de Paris, et officier de la Légion d'honneur.

Ses élèves, Sanson et Bégin éditent en 1836, un an après sa mort, son *Mémoire sur une manière nouvelle de pratiquer l'opération de la pierre...* qui sera repris dans les *Leçons orales de Clinique chirurgicale*[1] dans leur édition de 1839 mais sans les dix planches lithographiées par Jacob.

Mais relisons l'avis de Dupuytren sur la méthode du broiement[2] : *Les encouragements donnés à cette méthode par l'un des membres de l'Institut*[3]*, que l'art de guérir compte avec orgueil parmi ses promoteurs les plus distingués, sont encore venus suspendre la suite de mes recherches.* Cette méthode consiste à commencer par dilater par des sondes de gomme élastique le canal de l'urètre, à obtenir la réplétion de la vessie en y injectant du liquide à l'aide d'une sonde en argent et d'une seringue, d'introduire dans la vessie une canule droite et longue, en argent, qui entoure une seconde canule d'acier, creuse dans toute sa longueur, divisée à son extrémité en trois branches qui s'épanouissent quand on les pousse hors de la canule en argent et se rétractent quand on les attire au-dedans de celle-ci. Dans la canule d'acier existe

---

[1] 4, p. 687-689.

[2] Civiale, *Nouveau moyen de détruire la pierre dans la vessie sans l'opération de la taille*, Académie royale des sciences, janvier 1824.

[3] Percy, *Rapport fait à l'Académie royale des sciences*, in-8°, Paris, mars 1824.

une tige du même métal dont une extrémité destinée à agir sur la pierre, est terminée par une sorte de tarière. L'autre extrémité est arrondie et dépasse hors de sa canule, saillie de huit à dix pouces (une vingtaine de cm).

Une fois l'instrument dans la vessie, on pousse la canule d'acier hors de sa gaine en argent et ses branches s'écartent pour embrasser la pierre. Celle-ci maintenue, un archet appliqué à l'extrémité de la tige extérieure lui imprime un mouvement rotatoire qui use, broie et fractionne la lithiase. Ces manœuvres sont douloureuses et souvent hémorragiques. Des séances d'une durée d'un quart d'heure à une demi-heure, jusqu'à trois, quatre fois, voire plus sont parfois nécessaires, selon les dimensions et la dureté du calcul. L'évacuation des détritus dépendra de leur taille.

Dupuytren ajoute : *Ignorant si la méthode par broiement atteindra les destinées qui lui ont été prédites ; doutant qu'elle puisse être appliquée à tous les âges et aux calculs de tous volumes ; persuadé d'ailleurs que même dans les cas auxquels elle est applicable, une sonde droite d'un fort calibre ne saurait être introduite dans la vessie sans beaucoup d'efforts, de difficultés et de douleurs, que les manœuvres nécessaires pour broyer la pierre ne sauraient être sans danger dans tous les cas et qu'enfin cette méthode doit exposer à des récidives, quelque soin et quelque intelligence que l'on mette à débarrasser la vessie des quelques débris du corps étranger, je me suis décidé à reprendre mes recherches sur la taille qui portent à la fois sur les deux côtés du raphé.*

Dupuytren oublie de préciser que la taille tue un malade sur cinq et que la méthode d'abord trans rectale en tue un sur huit, sans compter le risque de fistule vésico-rectale très fréquent en post-opératoire. On perçoit néanmoins chez le chirurgien de l'Hôtel-Dieu un certain scepticisme quant à l'avenir de la méthode.

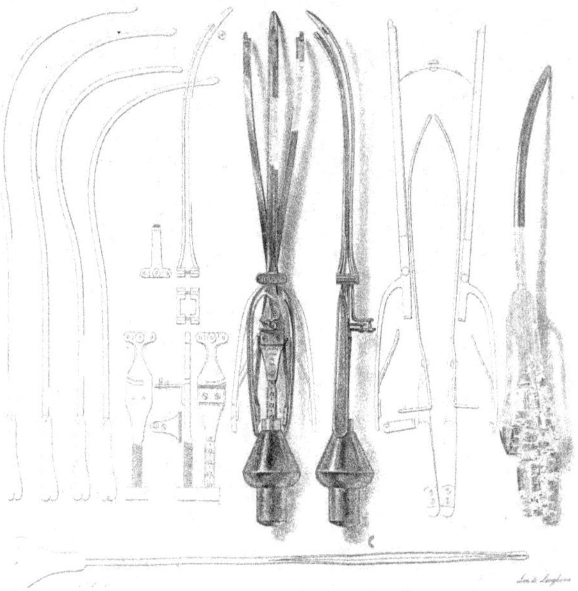

Cathéter et lithotomes utilisés par Dupuytren initialement

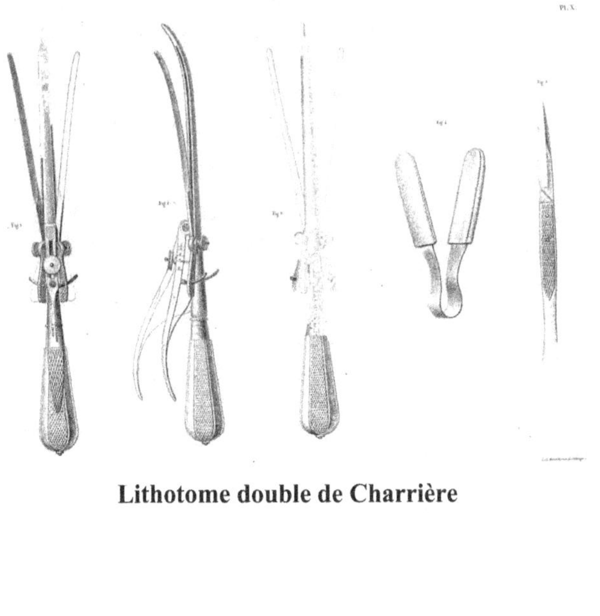

Lithotome double de Charrière

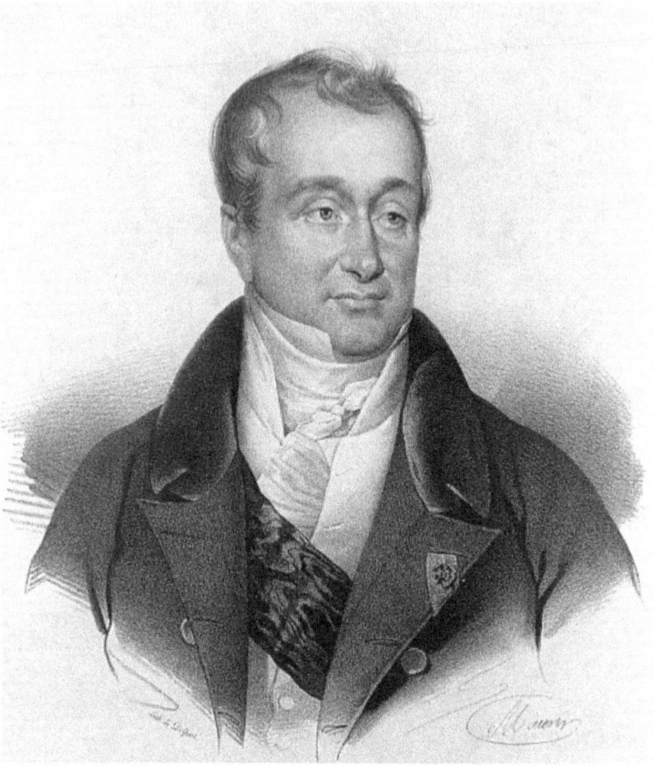

Dupuytren

Les innovateurs

Jean-Zuléma Amussat

(1796-1856)

Il était le fils d'un médecin de Saint-Maixent dans les Deux-Sèvres. Au moment de l'invasion de 1814 il est contraint de s'engager dans l'armée comme sous-aide de chirurgie. Libéré de ses obligations militaires, il retourne à Paris et se consacre à l'étude de l'anatomie et de la chirurgie. Sa bibliographie est imposante. Il soutient sa thèse à Paris en 1826 : *Quelques considérations sur l'étude de l'anatomie.* Très tôt, il s'intéresse au cathétérisme rectiligne de l'urètre et publie son premier article dans le Nouveau Journal de Médecine, 13, 344, 1822 : *Note sur la possibilité de sonder l'urètre de l'homme avec une sonde tout à fait droite.* Il publiera sur le même sujet en 1824, 1832, 1835 et 1836. Il semble ne s'être jamais remis d'une piqure anatomique et souffrait d'une diarrhée chronique. Jamais en repos, il mourut à soixante ans, le 13 mai 1856.

Dans son ouvrage paru en 1832, *Lithothrypsie et cystotomie hypogastrique*, il écrivait à propos des objections à la lithotritie : *On peut réduire à quatre les principales objections faites contre la lithothripsie ; 1° la rectitude de l'instrument ; 2° la difficulté de l'opération et ses dangers (pincer la vessie, la perforer, la déchirer ainsi que l'urètre) ;*

3° le résultat de l'opération doit être souvent douteux, parce qu'on peut laisser quelques fragments de calcul ; 4° enfin la lithothrypsie n'est applicable qu'à un petit nombre de calculeux. La 1re objection a été d'abord détruite par mes travaux sur l'urètre. La 2e objection est bien diminuée par la simplicité du mécanisme de mon instrument et de son mode d'action. La 3e objection a sans doute quelque valeur mais, dans le plus grand nombre des cas, lorsque la vessie est saine, et qu'elle jouit de toute sa sensibilité, les fragments qui sont trop gros pour franchir le col sont certainement perçus par les sensations d'un malade attentif ou par les explorations variées d'un opérateur qui ne se presse pas trop de croire que son opération est terminée. La 4e était malheureusement très fondée ; en effet le plus grand reproche qu'on ait pu faire à la lithothrypsie, c'est d'exiger plusieurs séances, même pour un calcul d'un petit volume ; mais ce reproche ne put plus être fait depuis que j'ai trouvé le moyen d'augmenter le nombre des branches de la pince et l'action du foret, sans donner plus de volume à l'instrument. Mais il ne faut pas trop loin étendre la puissance de la lithothrypsie ; dès qu'une pierre est un peu grosse (comme un petit œuf de poule, par exemple), elle a déjà altéré la vessie sous le rapport de la capacité et de la sensibilité ; alors il faut être très circonspect dans l'emploi de la lithothrypsie ; c'est parce qu'on a trop généralisé son application, qu'on a trop souvent compromis le malade et le procédé.

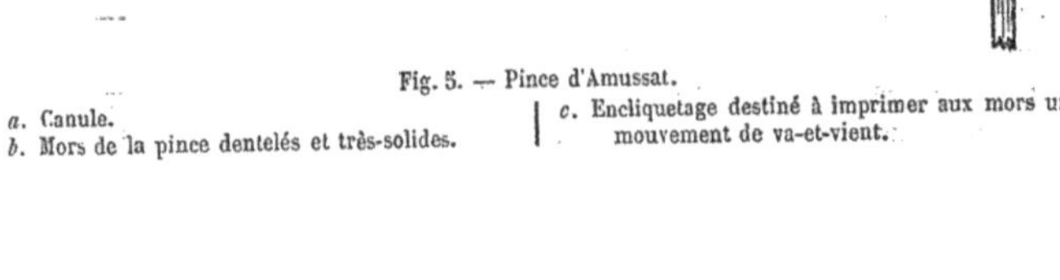

Fig. 5. — Pince d'Amussat.

a. Canule.
b. Mors de la pince dentelés et très-solides.
c. Encliquetage destiné à imprimer aux mors un mouvement de va-et-vient.

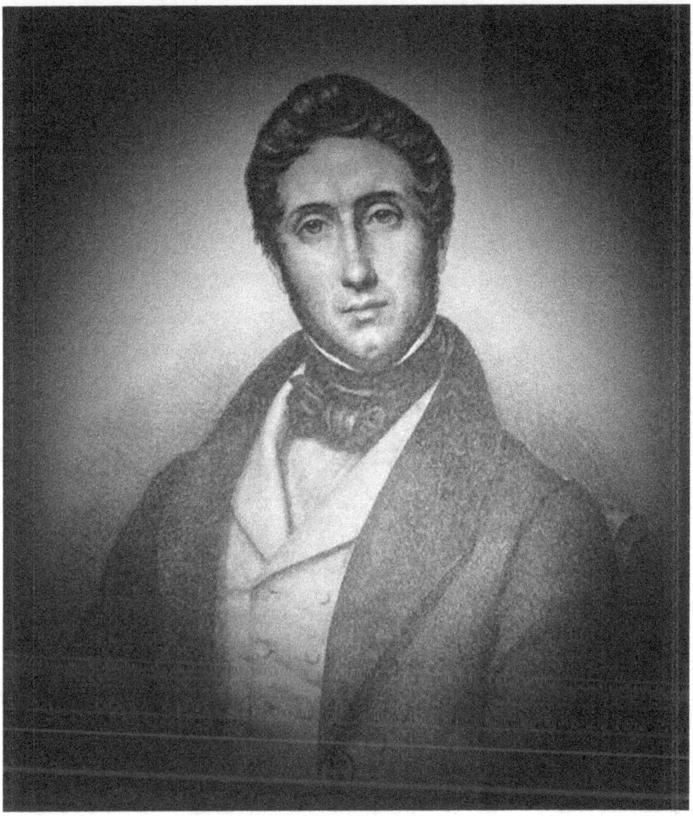

Amussat

Jean-Jacques-Joseph Leroy d'Étiolles

Il naît à Paris, le 5 avril 1798. Au cours de ses études médicales, il soumet à l'Académie des sciences des projets d'appareils propres à broyer la pierre dans la vessie en passant par l'urètre. Il soutient sa thèse de doctorat à Paris, en 1822 : *De la rétention d'urine dans la vessie par suite du rétrécissement...* On parlera désormais de lithotritie et de nombreuses récompenses lui seront accordées par l'Institut pour le remarquable travail effectué pour perfectionner ses appareils. Sa polémique avec Charrière est passée à la postérité : *Comme ses rivaux, mais avec une violence souvent plus grande, il revendique ses découvertes dans d'innombrables articles... Il n'a pas toujours su garder la mesure nécessaire dans la discussion ; aussi se créa-t-il d'irréconciliables ennemis parmi ses concurrents aussi bien que dans le monde médical.* Le conflit opposant Leroy à Civiale est porté devant l'Académie des sciences. Elle décrète en 1825 que c'est bien Civiale qui, le premier, a appliqué sur le vivant les appareils lithontriptiques inventés par Leroy.

Après vingt ans de collaboration, Leroy se sépare de Charrière et lui réclame son relevé de compte. Charrière fait la sourde oreille. En 1850, un exploit d'huissier est envoyé au fabricant. En 1852, Charrière réclame plus de 4000 francs au chirurgien. Après d'âpres discussions et des comptes d'apothicaires, c'est Charrière qui doit de l'argent à Leroy. Restait le délit d'abus de confiance que Leroy reprochait à Charrière. Le tribunal donnera tort à Leroy.

Leroy rêvait, selon ses propres termes, d'allonger les doigts des chirurgiens. Ses trouvailles furent innombrables et il eut pu participer à un concours Lépine médical ou extra médical : appareil pour la staphylorraphie, application de nouveaux instruments pour réparer les fistules vésico-vaginales, appareil pour les amygdalectomies muni d'un crochet attirant l'amygdale dans l'anneau sécateur : le tonsilotome, bourrelet à réseau élastique pour préserver les têtes des enfants, sans oublier un canon se chargeant par la culasse et une bombe explosant par le choc !

Il meurt en août 1860, à soixante-deux ans.

Ses publications sont innombrables. Nous retiendrons : *Exposé des divers procédés employés jusqu'à ce jour pour guérir la pierre sans avoir recours à l'opération de la taille*, 1825 ; *Histoire de la lithotritie augmentée d'une lettre...*, 1839.

Dans la préface de son premier mémoire *De la lithotripsie* publié à Paris en 1836 il écrivait : *On ne doit pas s'attendre à me voir dans ce livre établir une comparaison entre la taille et la lithotritie, mettre en balance les avantages et les inconvénients de l'une et de l'autre méthode : cette manière de considérer la question ne peut conduire à aucun résultat, comme l'a prouvée la discussion suscitée naguère devant l'Académie de médecine : en effet les adversaires de la lithotritie ne repoussent plus absolument cette méthode ; ils conviennent qu'au début de la maladie, lorsque la pierre est petite, la vessie saine et dilatable, il ne peut y avoir de doutes sur la préférence qu'elle mérite. Une fois cette concession faite tout parallèle devient impossible ; les deux méthodes ne sont plus que deux méthodes de traitement applicables à deux périodes différentes d'une même maladie ; il ne s'agit que de faire la part de chacune.* On comprend les scrupules du chirurgien à une époque qui ignorait l'antisepsie et l'anesthésie !

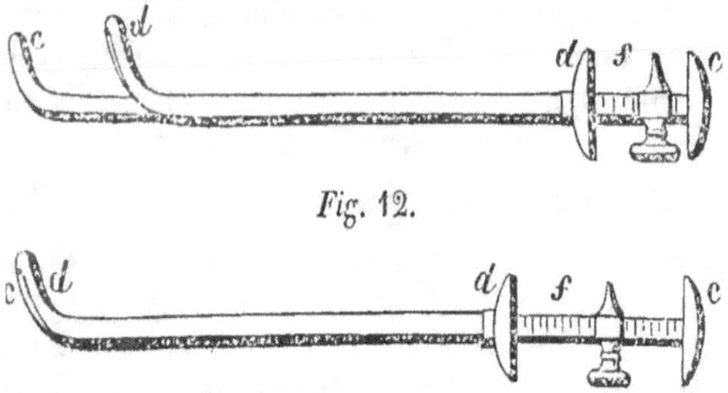

Pince à coulisse

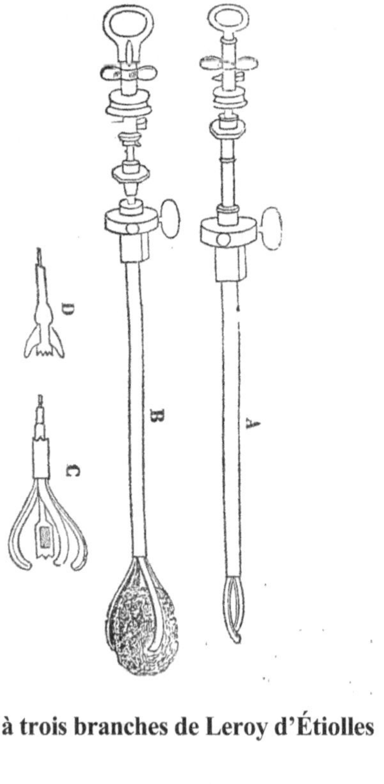

Pince à trois branches de Leroy d'Étiolles

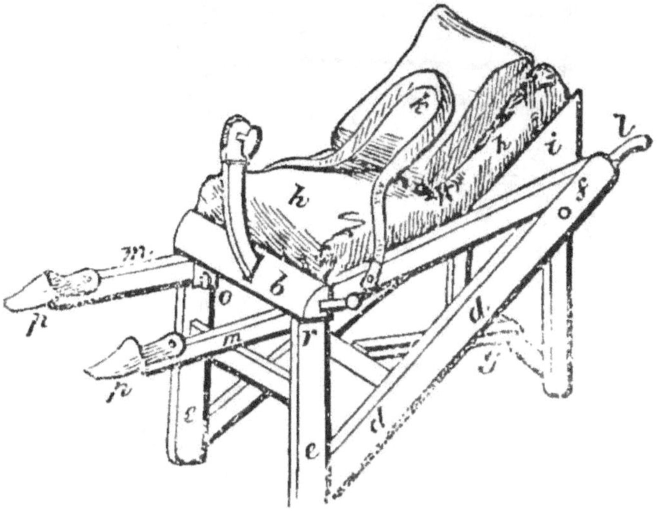

FIG. 2.

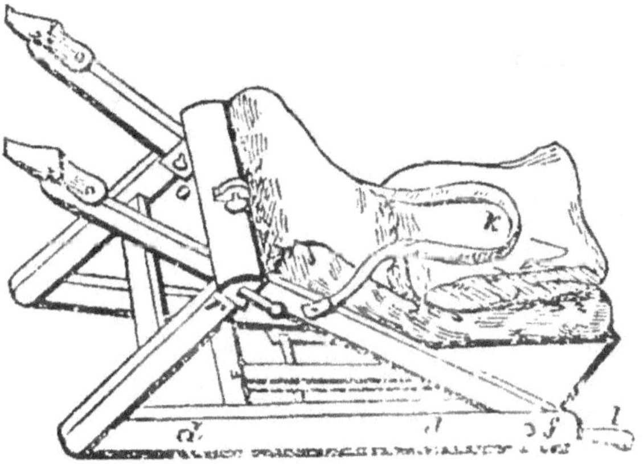

Fauteuil pour la lithotritie

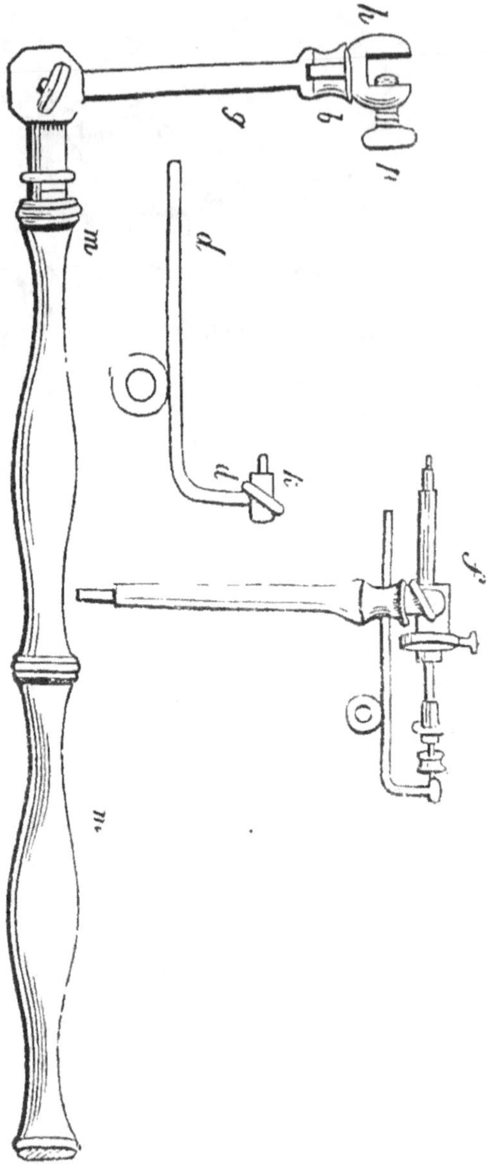

Étau à main de Leroy

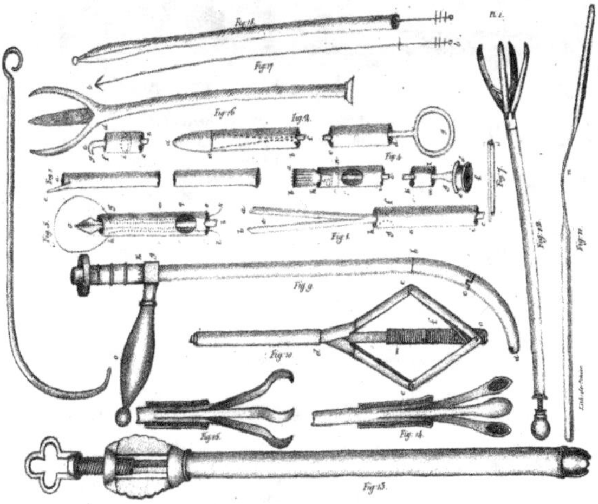

Leroy, *Exposé des divers procédés employés jusqu'à ce jour pour guérir de la pierre sans avoir recours à l'opération de la taille*, Paris, 1825. Assortiment d'instruments lithotriteurs.

Figures 1 et 2. Sonde à injection de Gruithuisen
Fig. 4, 5, 8. Brise-pierre de M. Gruithuisen
Fig. 7. Conducteur de M. Gruithuisen pour
la pile voltaïque.
Fig. 9, 10, 11. Instrument brise-pierre de
M. Eldgerton
Fig. 13, 14, 15. Plusieurs tire-balles.
Fig. 16, 17, 18. Pince de Sanctorius pour
extraire les calculs à travers l'urètre.
Fig. 19. Instrument au moyen duquel
le général Martin est parvenu à pulvériser
une pierre dans sa vessie

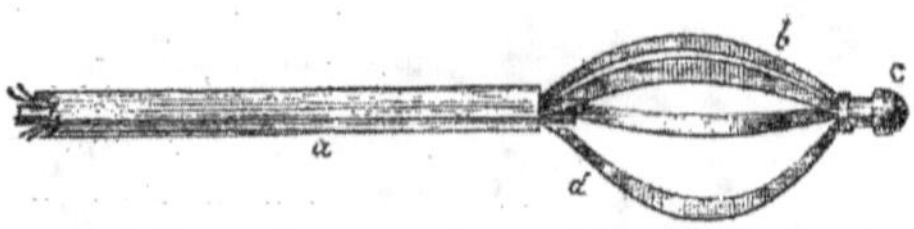

Fig. 3. — Instruments de Leroy (d'Étiolles) père.

a. Canule extérieure ou gaine renfermant une seconde canule.
b. Ressorts de montre terminant l'extrémité de la canule intérieure.
c. Bouton sur lequel sont fixés les ressorts.
d. Ressort mobile dont on peut augmenter la courbure à volonté.

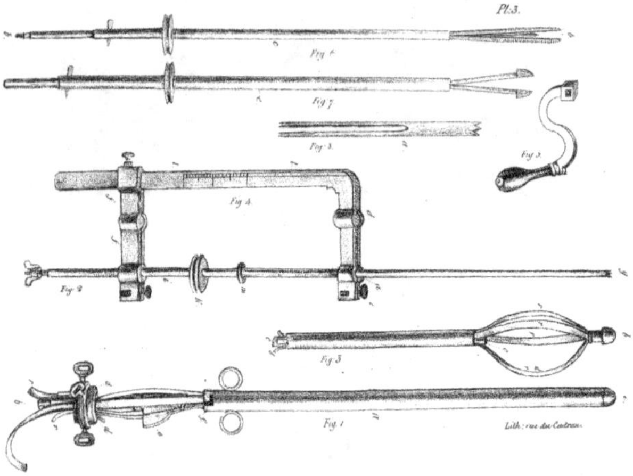

Leroy d'Étiolles, *Exposé des divers procédés employés jusqu'à ce jour pour guérir de la pierre sans avoir recours à l'opération de la taille*, Paris, 1825. Lithotriteurs.

Fig. 1 Lithoprione à ressort, fermé.

Fig. 3. Le même ouvert.

Fig. 2. Le perforateur que l'on peut faire mouvoir avec l'archet ou la manivelle.

Fig. 4. Le chevalet qui supporte le perforateur et s'adapte à tous les lithopriones.

Fig. 5. Manivelle pour faire tourner le perforateur.

Fig. 6, 7 et 8. Trois fraises destinées à évider le calcul.

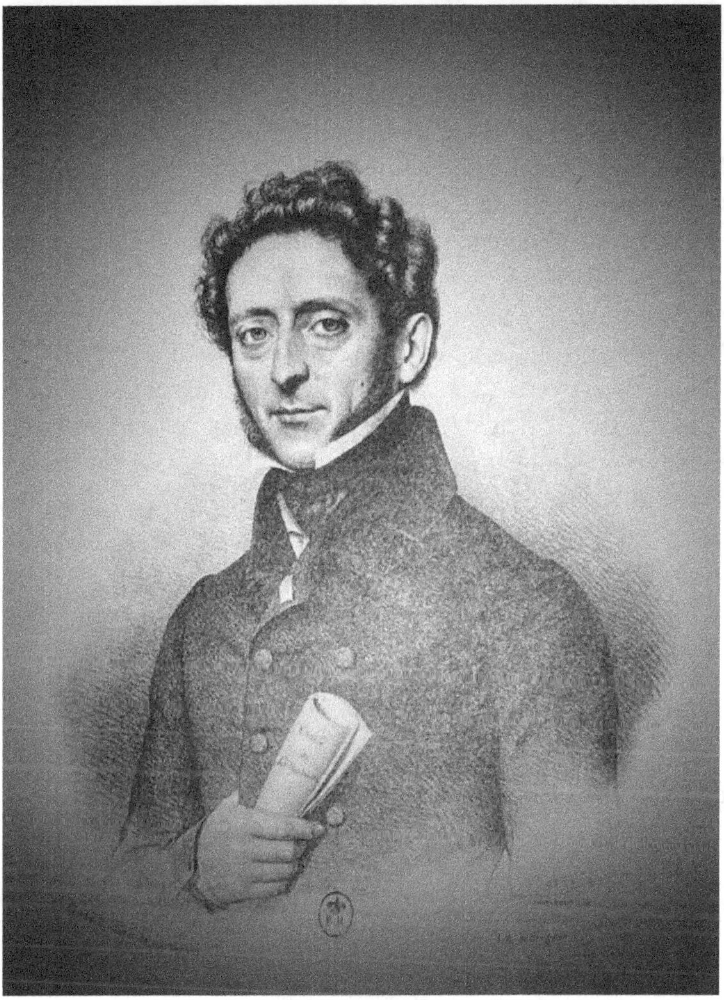

Leroy d'Étiolles

Charles-Louis-Stanislas Heurteloup

Il était le fils du chirurgien du Ier Empire, Nicolas Heurteloup (1750-1812). Il était né à Paris en 1793. Renonçant à une carrière de haut fonctionnaire, il quitte l'administration et le Conseil d'État où il était auditeur pour entamer une carrière médicale. Il soutient sa thèse de doctorat à Paris en 1823 : *De l'inflammation de la membrane muqueuse gastro-pulmonaire chez les enfants nouveau-nés.* Il invente un lithotriteur à percussion constitué d'une tige d'acier recourbée à son extrémité comme une sonde standard mais constituée de deux pièces appelées branches dont l'une est creusée d'une gouttière dans laquelle glisse la sonde. Introduite dans la vessie, cette pince saisit le calcul qu'on broie en frappant sur l'extrémité externe de la branche mobile. La plupart des lithotriteurs furent désormais construits sur ce modèle. Velpeau écrira, en 1857, à propos de cet appareil : *Il est juste d'avouer que le système plus ou moins modifié de Heurteloup est à peu près le seul qui soit employé actuellement ; c'est lui qui a le plus contribué à populariser le broiement de la pierre dans la vessie, qui a mis cette opération à la portée de tous les chirurgiens, qui en a fait une opération usuelle, une opération qui s'effectue dans les divers hôpitaux à l'instar des autres opérations de la chirurgie.* Ses démêlés avec Leroy d'Étiolles ont défrayé la chronique, la querelle s'étant soldée par un procès. Heurteloup proposa en 1857 de créer à ses frais une chaire d'enseignement de sa méthode. Nous retiendrons de sa bibliographie : *Mémoire sur la lithotripsie par percussion et sur l'instrument appelé percuteur courbe à marteau qui permet de mettre en usage ce nouveau système de la pulvérisation des pierres vésicales, le tout appuyé de nouveaux exemples de guérison authentique,* 1833 *; Lettre sur l'avantage de préférer la percussion à la pression pour mettre en usage l'instrument courbe présenté à l'Académie des sciences sous le nom de Percuteur courbe à marteau,*

1833 ; En 1837, il présente son appareil à Moscou et à Saint-Pétersbourg. Une de ses dernières publications s'intitule : *Lithotripsie. L'art de broyer les pierres dans la vessie humaine*, 1858.

Bien que la douleur fût le plus souvent bien tolérée, il pratique une lithotritie sous anesthésie à l'éther le 8 février 1847.

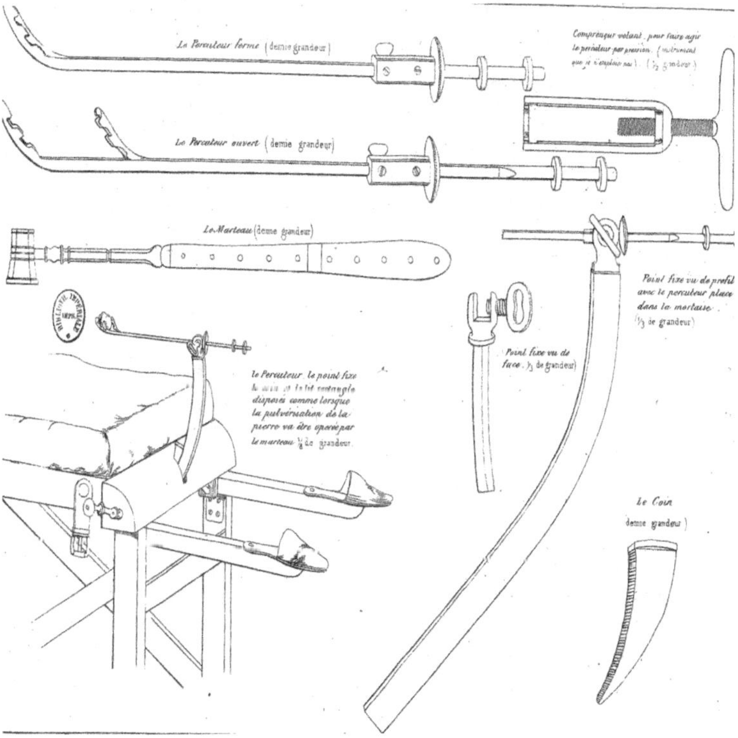

Lithotriteur de Heurteloup

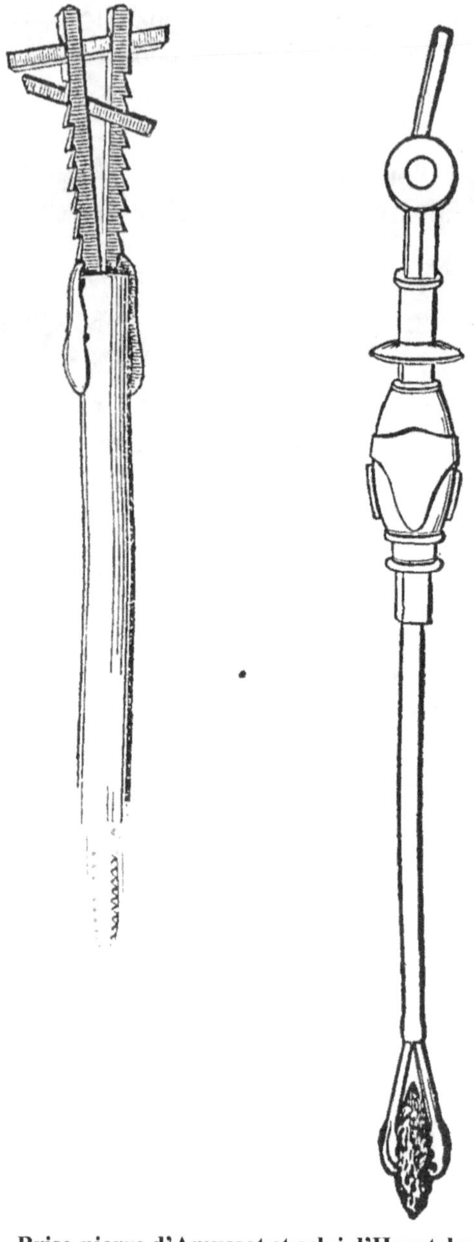

Brise-pierre d'Amussat et celui d'Heurteloup

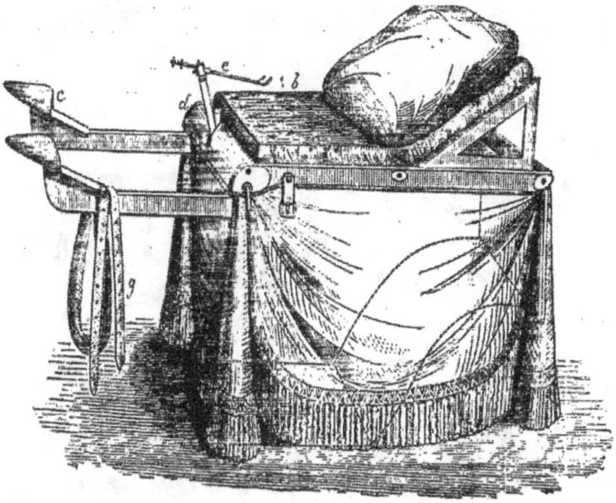

Fig. 6. — Lit rectangle d'Heurteloup.

a. Oreiller reposant sur un plan oblique.
b. Plan mobile sur lequel le bassin repose.
c. Sandales pour les pieds du malade.
d. Support transversal de l'étau.
e. Lithotriteur placé dans l'étau.
g. Courroies pour fixer le malade.

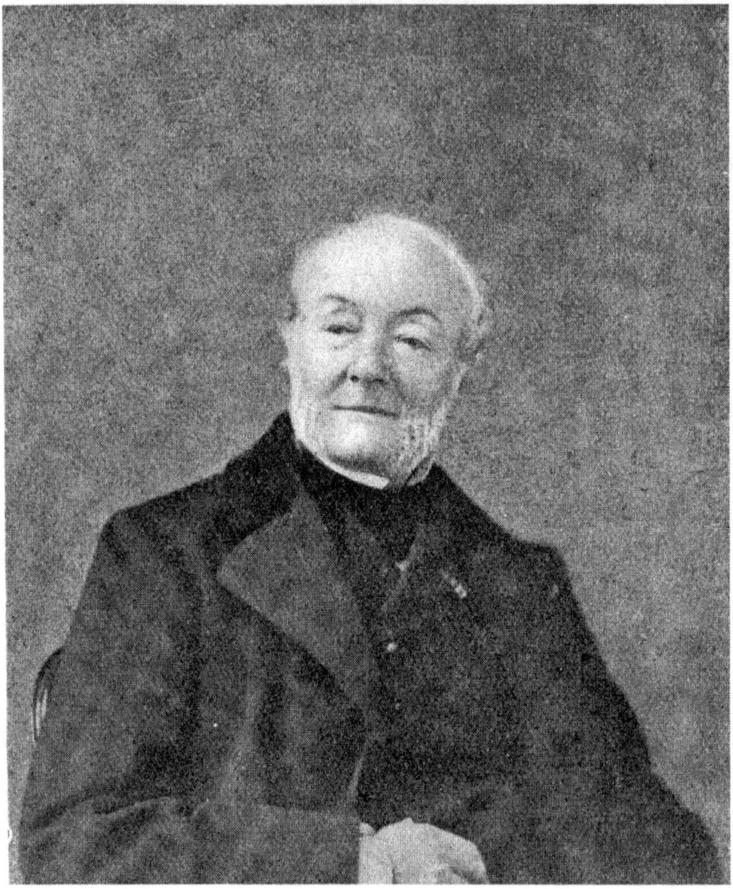

Heurteloup

Jean Civiale

Né dans le Cantal à Salilhe près d'Aurillac, en 1792, mort à Paris en 1867. En 1817, externe à l'Hôtel-Dieu dans le service de Dupuytren, il assiste à un cours de Marjolin sur les lithiases de la vessie. Le professeur évoque les instruments de Gruithuisen pour briser la pierre dans la vessie sans recourir à la taille. Civiale passe sa thèse de doctorat à Paris en 1820. En 1823 il publie : *Nouvelles considérations sur la rétention d'urine suivie d'un traité sur les calculs urinaires sur la manière d'en connaître la nature dans l'intérieur de la vessie, et la possibilité d'en opérer la destruction sans l'opération de la taille* et applique le premier sa technique sur le vivant le 13 janvier 1824 en présence des membres de l'Académie des sciences et de nombreux collègues chirurgiens. Percy et Chaussier lisent la même année à l'Institut un rapport favorable à la technique inventée par Civiale. Il obtient un prix de 6000 francs en 1826 et un autre de 10 000 francs l'année suivante. Dès lors, Civiale se consacre au perfectionnement de ses techniques de lithotritie. L'administration des hôpitaux met à sa disposition à Necker des lits pour lui permettre de faire connaître sa technique et de l'enseigner. Médiocre enseignant mais opérateur habile, il fut plus apte à enseigner la pratique qu'à développer des généralités sur la lithotomie. Il se querella avec ses collègues chirurgiens dont les moindres ne furent pas Dupuytren, Jobert, Velpeau...

Il était membre de l'Académie de médecine depuis le 16 décembre 1834 dans la section médecine opératoire.

Son dernier ouvrage posthume a prolongé ces différends passionnés alors qu'il n'était plus là pour en soutenir les arguments : *La lithotritie et la taille, guide pratique pour le traitement de la pierre*, édité par le Dr Guardia, Paris, 1870.

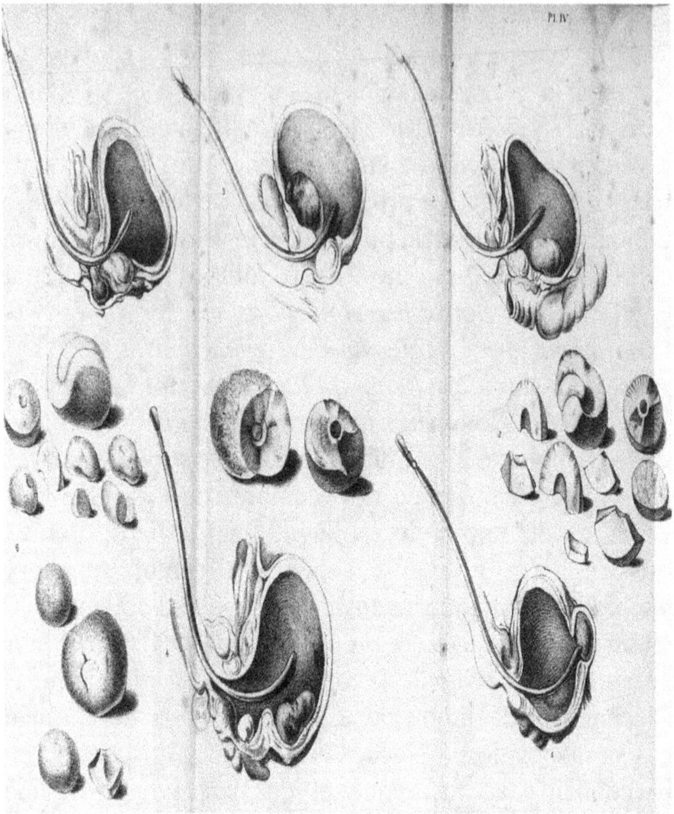

Planche IV : différentes positions que la pierre occupe dans la vessie.

Civiale, *Traité de l'affection calculeuse ou recherches sur la formation, les caractères physiques et chimiques, les causes, les signes et les effets pathologiques de la pierre et de la gravelle... avec cinq planches*, Paris, 1838.

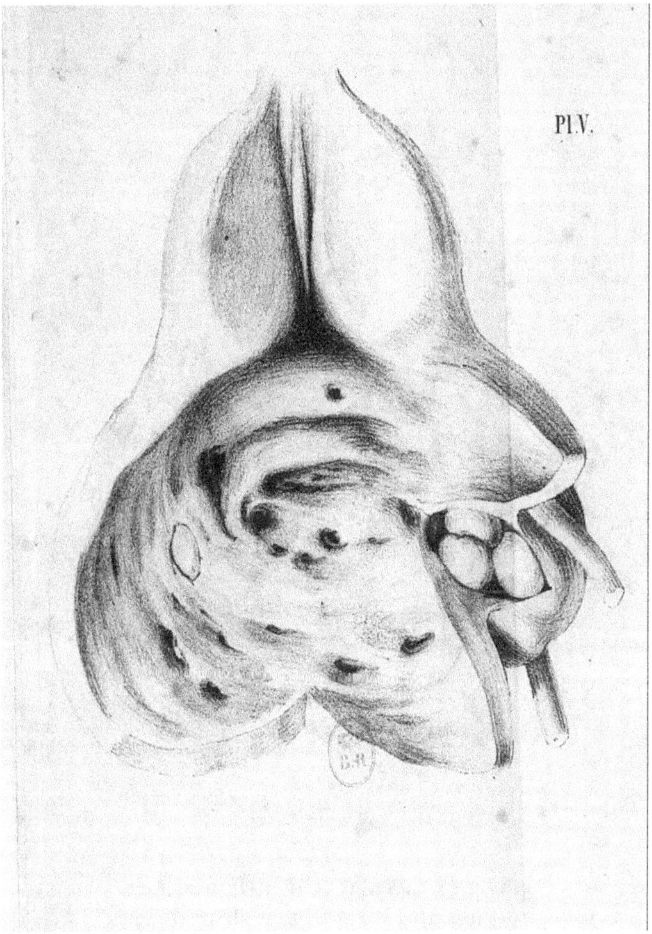

Planche V : vessie « de lutte » avec des calculs multiples, saillie de la crête urétrale, épaississement des parois urétrales et adénome prostatique.

Civiale, *Traité de l'affection calculeuse ou recherches sur la formation, les caractères physiques et chimiques, les causes, les signes et les effets pathologiques de la pierre et de la gravelle... avec cinq planches*, Paris, 1838.

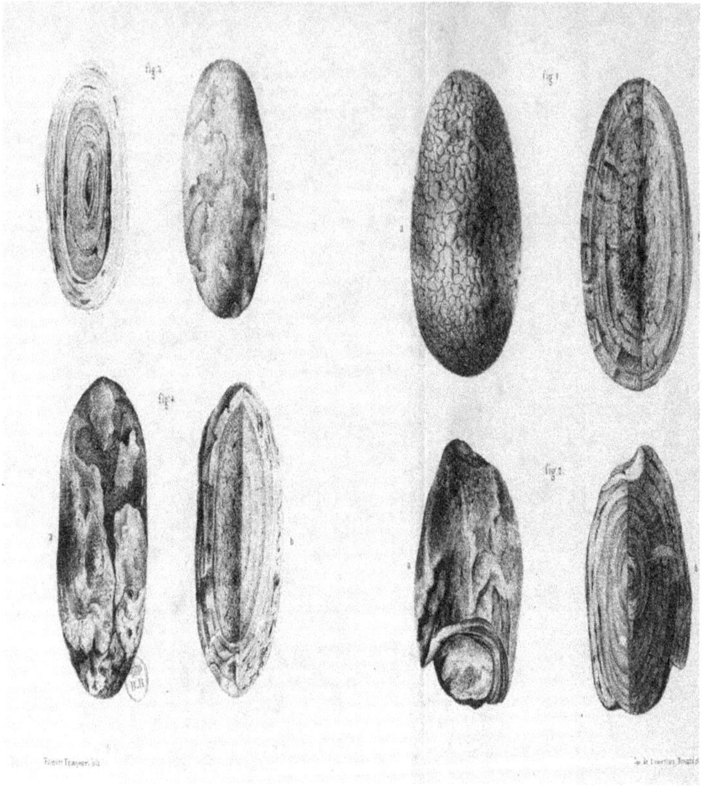

Planche I Calcul d'acide urique associé aux d'oxalates et calcul d'acide urique pur

Civiale, *Traité de l'affection calculeuse ou recherches sur la formation, les caractères physiques et chimiques, les causes, les signes et les effets pathologiques de la pierre et de la gravelle... avec cinq planches*, Paris, 1838.

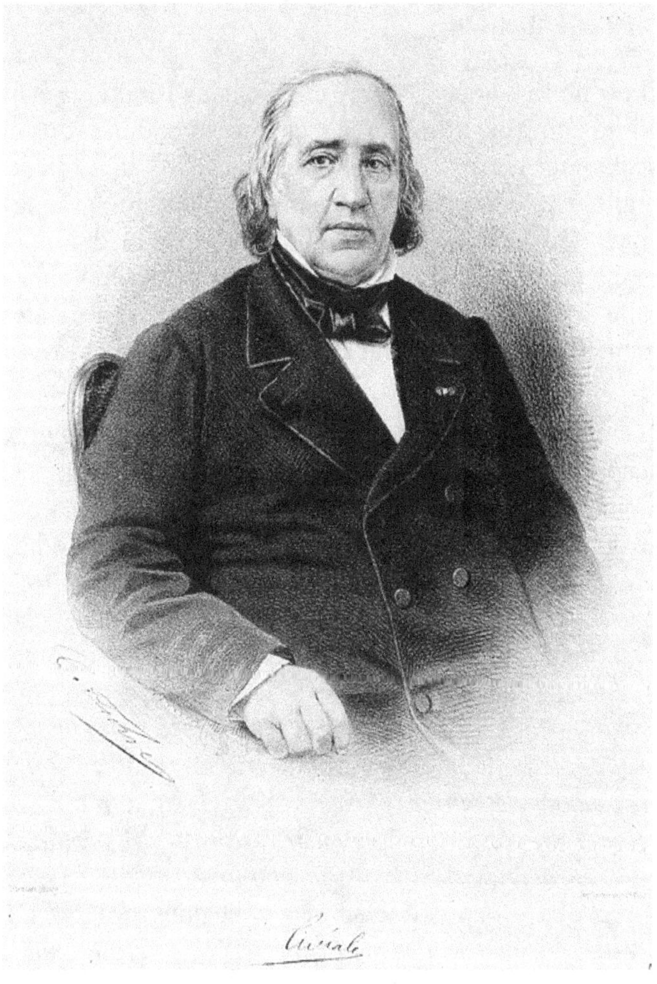

Civiale

Stanislas Tanchou

Il est né le 6 août 1791 à Écueillé dans l'Indre, il était le fils d'un chirurgien de campagne. Il partit comme sous-aide en 1809 pour l'armée d'Italie. Licencié en 1810, il refusa de s'en aller et s'engagea comme simple soldat. En 1815, avec le grade de lieutenant, il est à nouveau mis à pied, non sans avoir été décoré de la Légion d'honneur pour sa bravoure à la bataille de Hanau en 1813. Il reprend ses études médicales et soutient sa thèse de doctorat en 1819 : *Sur quelques préjugés des femmes en couche.*

Il publie des travaux sur la gastro-entérite, les constitutions atmosphériques, les scrofules, l'œdème des nouveau-nés, la péritonite puerpérale, la pneumonie chez les vieillards, la révulsion, la spécificité des médicaments. En 1824, il édite un *Traité du froid et de son emploi en médecine et en chirurgie.* Ce ne sera qu'en 1829 qu'il s'intéressera aux maladies des voies urinaires : Nouveau procédé sur l'opération de la taille sus-pubienne dans les *Archives de médecine* en 1830 ; *Examen historique de tous les procédés de lithotritie, et nouvelle méthode...,* brochure datant de 1830 ; *Nouvelle méthode pour détruire la pierre dans la vessie sans opération sanglante précédée d'un examen historique et pratique de tous les procédés de lithotritie employés jusqu'à ce jour*, Paris, 1830 ; Coup d'œil sur les prétendus progrès de la lithotritie, *Archives de médecine,* 1832 ; *Traité sur les rétrécissements de l'urèthre et de l'intestin rectum,* avec planches, 1832.

En 1844, il publie ses *Recherches sur le traitement médical des tumeurs cancéreuses du sein* : c'est la première étude détaillant la mortalité par cancer à Paris et dans les zones rurales avoisinantes. Tanchou déduit des chiffres statistiques que la mortalité par cancer est passée de 1,96 à 2,40 durant la décennie et que l'incidence de cette maladie de civilisation a augmenté.

En 1830 il avait édité sa *Nouvelle méthode pour détruire la pierre dans la vessie sans opération sanglante.* Il commence par Gruithuisen dont il dit *que l'opération proposée par M. Gruithuisen n'a jamais été tentée, même sur le cadavre.* À propos des instruments de Civiale, il les dit *mauvais* et attribue les succès de l'opérateur à son habitude de les manier. Il rappelle que sur 82 malades traités par Civiale, 31 sont morts.

Et Amussat ? Son assurance et son sang-froid étonnent Tanchou. De toute façon, Amussat est un menteur et il sait très bien qu'il peut perforer la vessie notamment quand le calcul est mal fixé. Et puis, qui a vu un calcul parfaitement sphérique ? Et quand l'extraction du calcul est difficile, dans quel état sera l'urètre après son extraction ? Finalement, il *n'a apporté aucune modification utile aux instruments de lithotritie.*

Leroy est l'auteur d'un ouvrage qui détaille divers instruments avec une imagination débordante. Mais l'imagination est nuisible comme le montre l'usage que ce chirurgien fait de la pince à trois branches, le calcul étant souvent saisi par deux branches sur trois sans compter le risque de pincer ou de perforer la muqueuse vésicale. Et Tanchou d'ajouter, non sans perfidie : *Lorsqu'on adopte de mauvais procédés, il faut se résigner à en supporter tous les inconvénients ; M. Leroy n'a pas pu éviter tous ceux attachés à sa méthode... espérons que M. Leroy à qui nous devons déjà tant d'inventions ingénieuses et utiles, ne tardera pas à trouver le moyen de perfectionner une opération à laquelle il a si honorablement attaché son nom.*

Heurteloup a substitué à la pince à trois branches de Leroy, une pince à quatre branches : réalisant son erreur, il est revenu à la pince à trois branches avec laquelle on a peine à croire que la pierre se glisse immanquablement entre les trois branches sans barguigner ! Ce que Tanchou a peine à croire... Quant à l'instrument tout entier, comme il n'a que trois lignes et demie de diamètre, son perforateur n'en a guère plus de deux, comment, dans ces conditions, ferait-il un trou de quatre lignes. Tanchou enfonce le clou : *Non, une méthode aussi hasardeuse, et qui offre tant de dangers, ne doit pas être suivie... En résumé, l'évidement du calcul est un perfectionnement qui nous paraît illusoire.*

L'instrument de M. Charles Gabriel Pravaz (1791-1853) n'est plus susceptible de perfectionnements notamment *en ce qui concerne les avantages et les inconvénients de la pince à trois branches courbes avec ceux de la pince à trois branches droites, on trouve que les premiers sont illusoires et entièrement nuls.*

Voici comment Stanislas Tanchou termine son article sur le lithotriteur de Rigal : *En résumé, les instruments que M. Rigal de Gaillac destine à la destruction de la pierre dans la vessie ressemblent à tous ceux qui ont été inventés à ce jour dans le même but. Son chevalet seul en diffère ; mais quel que soit le talent mécanique dont son auteur a fait preuve en l'inventant, nous croyons pouvoir affirmer que cet appareil sera entièrement perdu pour la lithotritie.*

Joseph Claude Anthelme Récamier (1774-1856) propose son « lithorineur ». Il n'a qu'une aile et c'est loin d'être un avantage. En effet, il est souvent stoppé dans sa progression et pénètre trop lentement ou trop rapidement dans le calcul. Les secousses imprimées à l'appareil soit déplacent le calcul, le brisent, ou le font sauter hors des branches de la pince, quand une de ces branches ne se brise pas.

Bancal, Antoine-Pascal (1790-1856) publie en 1839 *Lithotripsie et lithotomie. 53 opérations de la pierre.* Mais, souligne Tanchou, *sur quatorze calculeux, homme ou femmes, qui se sont présentés à son observation, douze seulement ont pu supporter l'application des instruments lithotriteurs ; des deux autres l'un est mort pendant la préparation, et l'autre a été taillé ; le calcul de celui-ci était enchatonné, il n'a pas été extrait. Sur les douze dont il vient d'être question, chez trois, la pierre n'a pas été saisie ; sept ont gardé leur calcul, ou les morceaux qui ont été faits pendant le broiement ; ils sont ensuite morts avec eux, ou bien ils ont été taillés. Enfin deux malades seulement ont été guéris par M. Bancal, mais chez l'un d'eux la vessie a été accrochée par les mors de la pince, chez l'autre, le traitement a duré quatre mois, pendant lesquels on a fait quatorze séances, trois incisions au canal de l'urèthre, et plus de quarante tentatives pour saisir ou reprendre le calcul ou ses fragments.* Bancal affirmait cependant que la lithotripsie était devenue la règle.

Cazenave Jean-Jacques innove en ce qu'il introduit ses instruments par l'abdomen, au-dessus du pubis. Et ce avec une innocuité complète, après avoir néanmoins fait dans la vessie une injection pour la distendre. Puis on broie le calcul et on évacue tous les détritus. Tanchou s'interroge : la ponction de la vessie est-elle anodine ? Ne reste-t-il pas de fragments de calcul dans la vessie ? Ce procédé opératoire est-il préférable à ceux que l'on connaît déjà ? Le péril c'est l'infiltration urineuse. L'évacuation des résidus de calculs est hasardeuse. Ce mode opératoire n'a donc guère de chances de prospérer.

Et les instruments de Sir-Henry, coutelier de renom ? Son brise-pierre possède une force incalculable, il ne repose sur aucun point fixe et la barre pour le manœuvrer est énorme. Tanchou est catégorique : *Ne fut-ce que pour ces motifs nous croyons pouvoir avancer que les instruments de M. Sir-Henry seront constamment rejetés de la lithotritie, et que, par suite, les lithotritistes qui ont eu jusqu'ici pour but que de faire éclater la pierre, et de la réduire en morceaux, s'apercevront du danger de leur méthode et de la nullité pratique de leur théorie.*

Voici quel est l'appareillage de Stanislas Tanchou :

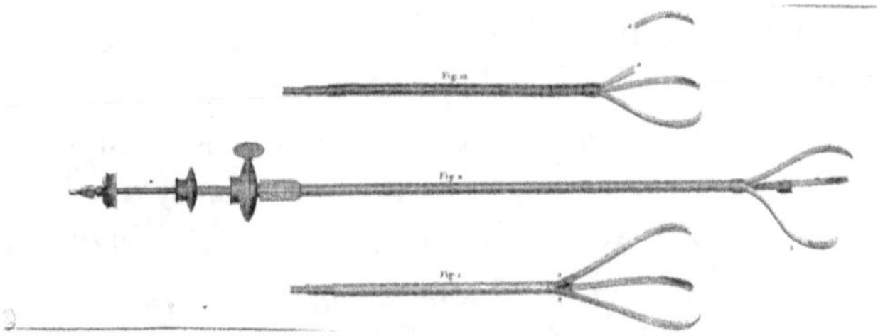

Tanchou, Planche VI : Nouvelle méthode pour détruire la pierre dans la vessie sans opération sanglante..., 1830.

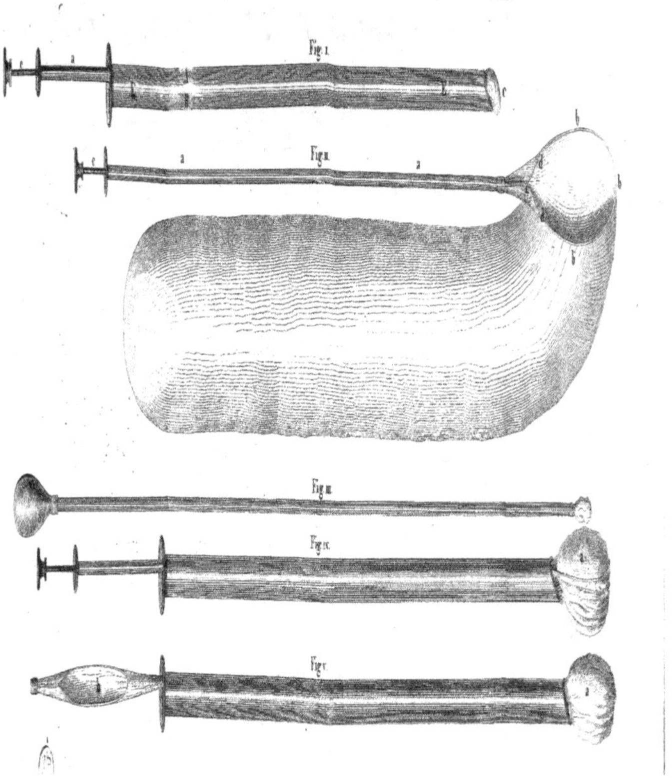

Tanchou, Planche VII : ***Nouvelle méthode pour détruire la pierre dans la vessie sans opération sanglante...*****, 1830 : Appareil de Stanislas Tanchou avec son sac à calculs...**

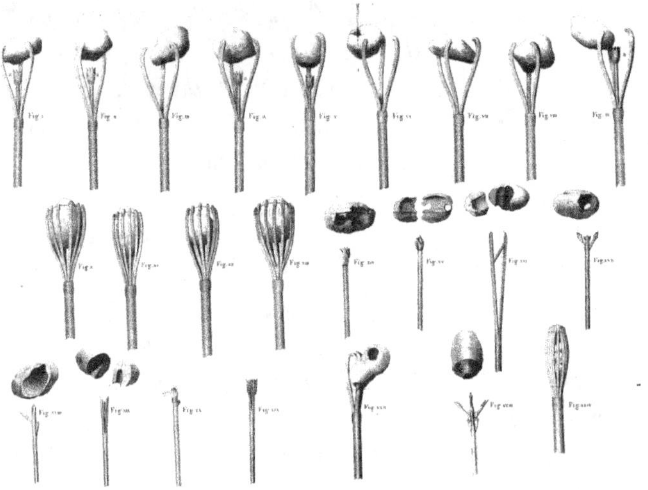

Tanchou, Planche IX, ***Nouvelle méthode pour détruire la pierre dans la vessie sans opération sanglante...*****, 1830**

L'objectif de Tanchou en emprisonnant le calcul dans un sac qui jaillit de l'extrémité de la sonde et de faire en sorte, qu'entouré par ce sac, il soit isolé des parois vésicales et qu'il soit envisageable de le soumettre à l'action de réactifs destinés à le dissoudre. Cet objectif chimérique visant à décomposer le calcul nécessitait qu'on isole la paroi vésicale du produit dissolvant. Tanchou renonce à cette entreprise. Il travaille avec un certain Meirieu. L'aide du stéthoscope n'est pas superflue pour entendre le choc de la sonde sur la lithiase. La pince à branches multiples sera préférée à celle à trois branches. L'instrument de Tanchou *est composé de deux tubes, divisé l'un en quatre et l'autre en cinq divisions, formant ensemble neuf branches ; chacune de celle-ci est terminée par un petit bouton percé d'un trou pour le passage du cordonnet de soie qui doit plus tard leur servir de moyen de constriction. Ces deux tubes ont, l'un deux lignes et demie, l'autre trois lignes de diamètre ; ses parois sont minces, même à son extrémité, attendu qu'elles n'ont aucun effort à supporter. Dans le but de ne pas rendre ces pinces trop volumineuses, le bout de leurs branches se rapproche ; mais celles-ci ne rentrent pas entièrement dans le tube, elles forment une olive à l'entrée du tube. L'extrémité opposée de ces pinces, que nous appellerons manuelles, se termine par un renflement qui constitue une boite à graisse pour empêcher l'eau de s'écouler. L'extrémité du tube extérieur est également terminée par un renflement nommé boulon, sur lequel on adapte une pince en fer carré appelé manchon, et qui est destinée à être reçue dans l'un des étaux ou moyens de support dont il sera question plus loin. Des deux tubes dont nous venons de parler, l'un est ouvert dans toute sa longueur sur un quart de la circonférence, et l'autre est légèrement aplati pour recevoir la languette de la branche mobile, ainsi qu'une autre languette destinée à les faire fermer par l'intermédiaire d'un fil. Ainsi disposé, cet instrument présente deux ouvertures : l'une antérieure, qui a deux pouces et demi ou trois pouces de diamètre, par où le calcul peut pénétrer dans cette espèce de cage ; et l'autre latérale, formée par l'absence de la branche mobile dont il vient d'être parlé. L'écartement de ces autres branches entre elles est de deux ou trois lignes quand elles sont ouvertes ; et quand leur extrémité est rapprochée : il est presque nul ; de sorte que le calcul une fois pris ne peut plus sortir de cette enveloppe qu'en fine poussière, ou du moins en fragments assez petits pour passer facilement par le canal de l'urèthre.*

L'expérimentation de ce matériel fut effectuée sur une vessie de porc : *Nous avons pris une vessie de cochon ; après l'avoir remplie d'eau, nous y avons mis une pierre ; nous avons pris celle-ci à différentes fois avec la pince à trois branches, et dans la position où elle se présentait d'elle-même à cet instrument : nous l'avons souvent manquée ; mais toutes les fois parvenus à la saisir et à la fixer, elle s'est toujours présentée à nous dans une position différente* (voir pl. IX). *Nous avons répété la même épreuve avec notre instrument, et nous avons toujours pris le calcul dans le même sens* (pl. IX). *Voulant ensuite apprécier les effets des agents destructeurs proposés par les divers auteurs, comparativement à ceux que nous obtenons avec le nôtre, nous avons mis successivement dans la même poche dix calculs, de la même forme, du même volume, et de la même composition. Nous les avons ensuite broyés ou attaqués les uns après les autres, et dans la position où ils se sont offerts d'eux-mêmes aux lithotriteurs. Chaque séance de broiement durait quinze minutes pour un seul calcul. Avec les instruments ordinaires, nous avons obtenu des trous plus ou moins grands, des fragments plus ou moins plats et plus ou moins nombreux* (pl. IX) ; *avec les nôtres au contraire nous avons toujours eu le même résultat, c'est-à-dire de la poussière grossière mais assez fine cependant pour passer facilement par le canal de l'urèthre, en guise de morceaux ; et quand nous n'avons pas pu terminer le broiement sans désemparer, nous n'avons jamais eu qu'un seul segment de calcul à reprendre dans la séance suivante. Enfin, le calcul s'est toujours présenté dans nos pinces dans le sens le plus favorable à sa destruction* (pl. IX).

Pierre-Salomon Ségalas

Naquit à Saint-Palais dans les Basses-Pyrénées le 1er août 1792 et mourut à la Tour-Vallenrin (Saône-et-Loire) le 12 octobre 1875. Il soutient sa thèse le 16 décembre 1817 : *Quelques réflexions sur la certitude et l'activité de la médecine.* Élu à l'Académie de médecine, d'abord adjoint résidant de la section de médecine le 3 juin 1823 puis membre de la section d'anatomie et de physiologie le 20 janvier 1835.

Il tenait salon et l'on y rencontrait tout ce qu'il y avait de célèbre dans la littérature et dans les sciences. Sa belle-sœur, épouse de Victor Ségalas, avocat et frère de Pierre, y recevait et récitait ses poésies. Anaïs Ségalas (1811-1893) femme de théâtre et poétesse, jouissait à l'époque d'une certaine célébrité notamment comme féministe, anticolonialiste, hostile à l'esclavage et la ségrégation raciale.

Dans la préface de son *Essai sur la gravelle et la pierre considérées sous le rapport de leurs causes, de leurs effets et de leurs divers modes de traitement,* Paris, 1835-1836, il explique : *Je pense que je serai plus utile en offrant quelques faits nouveaux, et, en particulier, des observations de lithotritie qui sont prises dans ma pratique. Elles pourront faire apprécier les avantages de l'instrument lithotriteur dont je me sers. Cet instrument est celui que j'ai présenté à l'Académie de médecine, en juin 1833, sous le titre de brise-pierre à pression et à percussion, et que l'Académie des sciences a couronné, en décembre 1834, d'après le rapport suivant de la commission des prix Monthyon : « M. le docteur Ségalas a soumis à l'examen de la commission un nouvel instrument de lithotritie, qu'il nomme brise-pierre à pression et à percussion. Cet instrument a pour but d'opérer la division des calculs de diverses manières, savoir : pression, comme le brise-pierre de M. Jacobson ; par percussion comme le percuteur de M. Heurteloup ; et enfin par pression et par percussions successives et presque instantanées... Le brise-*

pierre de M. Ségalas est très simple et se distingue particulièrement de ceux qui l'ont précédé en ce que la pression et la percussion peuvent se succéder d'une manière presque instantanée, ainsi que l'a montré l'auteur, en le faisant manœuvrer devant la commission.

En outre, cet instrument est d'un volume peu considérable et facile à manier. Pour la pression, il se suffit, et, pour la percussion, il n'exige qu'un marteau et un petit étau à main. Sans autre appareil, il a brisé des pierres très dures et volumineuses, notamment un d'oxalate de chaux de vingt-cinq lignes (56,4 mm) *de diamètre, chez un malade qui a été présenté à la commission le lendemain de la dernière séance de broiement.*

L'application de ce brise-pierre a été faite avec succès par l'auteur, sur vingt-quatre malades, dont dix avaient plus de soixante ans, douze plus de soixante-dix, et deux étaient octogénaires. Ces opérations ont été pratiquées avec l'aide et sous les yeux d'un grand nombre de médecins nationaux et étrangers.

La commission propose d'accorder à M. le docteur Ségalas une récompense de deux mille francs ».

Commissaires : MM. De Blainville, Double, Dulong, Duméril, Dupuytren, Larrey, Roux et Serres.

En 1855 il publie dans l'Union Médicale un article concernant les accidents de la lithotritie : *Les accidents auxquels expose la lithotritie sont devenus de moins en moins nombreux, de moins en moins graves, au fur et à mesure que les instruments se sont perfectionnés, que les mains se sont exercées, et que l'expérience a montré les limites dans lesquelles il convient de rester à chaque séance opératoire. Il n'est plus question d'urètre déchiré, de vessie percée, de portion de membrane vésicale arrachée, d'instrument brisé, d'instrument forcé ; il n'y a plus de manœuvre opératoire provoquant des douleurs intolérables, ni de séance prolongée au point d'être suivie de mort presque immédiate. Les douleurs produites par l'opération sont en général très faibles, et quelquefois nulles ; et, quant à la durée des séances, tous les praticiens familiarisés avec la lithotritie, savent que, toutes choses égales d'ailleurs, moins les séances sont longues, moins elles ébranlent l'économie, moins elles déterminent de réactions.*

Les accidents que l'on observe le plus souvent dans le cours de la lithotritie sont les suivants : un accès de fièvre avec frisson, chaleur et transpiration, survenant ordinairement peu d'heures après la séance, et se renouvelant quelquefois le lendemain ou le surlendemain ; une irritation de la vessie donnant lieu à des besoins fréquents d'uriner et à des mictions douloureuses ; une rétention d'urine plus ou moins complète, sans doute, par la contraction spasmodique du col de la vessie et de la partie profonde de l'urètre.

Les remèdes que prescrit Ségalas : repos, boissons émulsives, boissons mucilagineuses, régime sévère mais doux. Si besoin on aura recours à la saignée, au sulfate de quinine. L'inflammation vésicale sera combattue par des boissons émulsives, mucilagineuses ou délayantes. On y associera des bains tièdes, des cataplasmes émollients sur l'hypogastre, des sangsues appliquées à l'anus ;

Il ne faut pas laisser la vessie se distendre et ne pas quitter le malade avant qu'il n'ait eu une miction normale. On aura recours à une sonde si nécessaire.

On peut voir des fragments de calculs obturer l'urètre : on les extrait avec un petit brise-pierre à bec court.

L'orchite se voit moins qu'autrefois : on peut demander au patient de porter un suspensoir.

Il est probable que l'atteinte rénale préexistait avant l'intervention. Il faut prescrire des antiphlogistiques, saigner et prescrire de bains prolongés. Le hoquet est de mauvais pronostic.

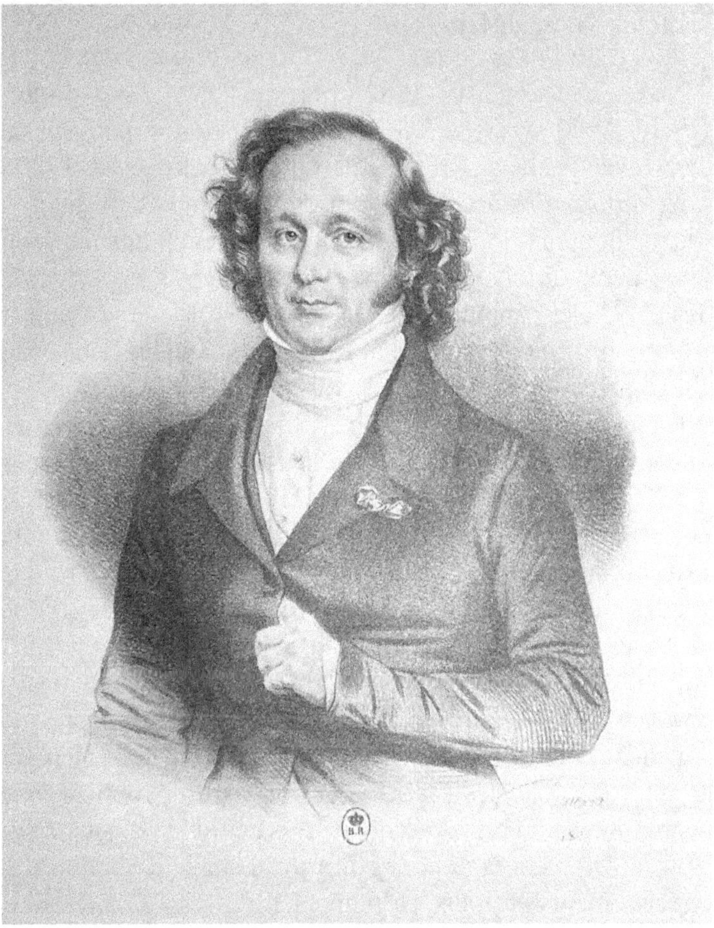

Ségalas

François-Gabriel Guillon

Né à Chançay (1793-1882), près de Tours, dans l'Indre-et-Loire, le 21 janvier 1793, il débute ses études médicales à Tours et les achève à Paris. Il soutient sa thèse en 1820 : *Observations pratiques*. Sa carrière fut d'abord militaire : aide major et major du 7e régiment de lanciers lithuaniens, du 7e régiment de chevau-légers et des hussards de la garde royale. Il fit les campagnes de 1812, 1813 et 1814 et se trouva à Hambourg, avec le maréchal Davout, où, assiégé dans cette ville, il demeura seul parmi les chirurgiens de la garnison, ses collègues ayant tous succombé, pour soigner les malades blessés atteints du typhus qui sévissait alors. Il fut décoré pour sa belle conduite. Quittant l'armée, il s'installe à Paris et se spécialise dans les maladies des voies urinaires. On lui doit le perfectionnement des sondes élastiques à bout olivaire, les bougies filiformes en baleine et à renflements successifs, le brise-pierre à levier avec évacuateur, un spéculum urétral... On lui doit une *Contribution à la chirurgie des voies urinaires...*, Paris, 1879. En 1847, il avait reçu un prix de l'Académie des sciences pour son ouvrage sur le broiement des pierres vésicales. Trois ans plus tard, il obtient une mention pour son brise-pierre pulvérisateur et évacuateur. En 1860, il est encouragé pour son travail sur la dilatation des rétrécissements urétraux qu'il appelait : *stricturotomi*e intra-urétrale. La révolution de 1830 lui donne l'occasion d'organiser une ambulance où il soigne de nombreux blessés et que Louis-Philippe visitera. Il s'attire les faveurs du futur roi qui l'attache à sa personne. Fidèle au roi, il refusera d'adhérer au Second Empire mais soignera néanmoins Napoléon III à Vichy et à Biarritz. Il aimait évoquer l'époque où il avait connu Velpeau alors simple aide d'un maréchal-ferrant. C'est âgé de 89 ans qu'il mourut à Paris, le 17 avril 1881.

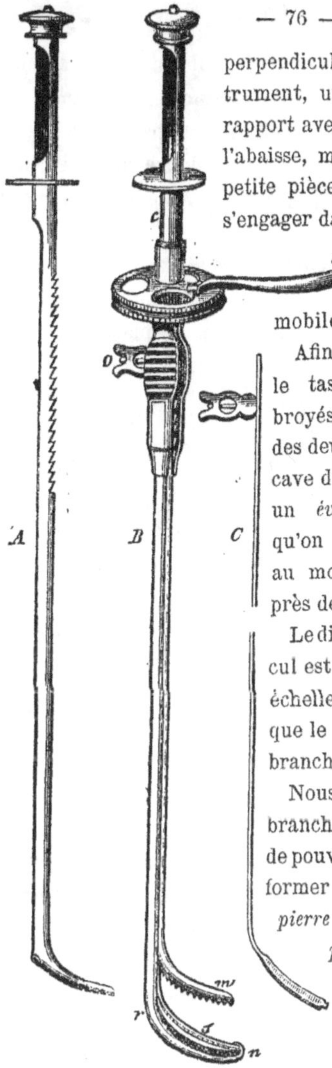

perpendiculairement à l'axe de l'instrument, un ressort circulaire en rapport avec le levier qui, lorsqu'on l'abaisse, met en mouvement une petite pièce dont l'extrémité vient s'engager dans les dents de la crémaillère située vers le milieu de la branche mobile ou mâle.

Afin d'éviter dans la cuiller le tassement des fragments broyés par le rapprochement des deux branches, la face concave du brise-pierre renferme un *évacuateur*, lame d'acier qu'on fait agir très-facilement au moyen d'une clef placée près de la rondelle.

Le diamètre par lequel le calcul est saisi est indiqué par une échelle de graduation, qui marque le degré d'écartement des branches.

Nous avons deux sortes de branches mobiles ou mâles, afin de pouvoir, suivant le cas, transformer l'instrument en *brise-pierre sécateur* ou en *brise-pierre pulvérisateur*.

La figure ci-contre et la légende qui l'ac-

Guillon François-Gabriel, *Contribution à la chirurgie des voies urinaires*, 1879

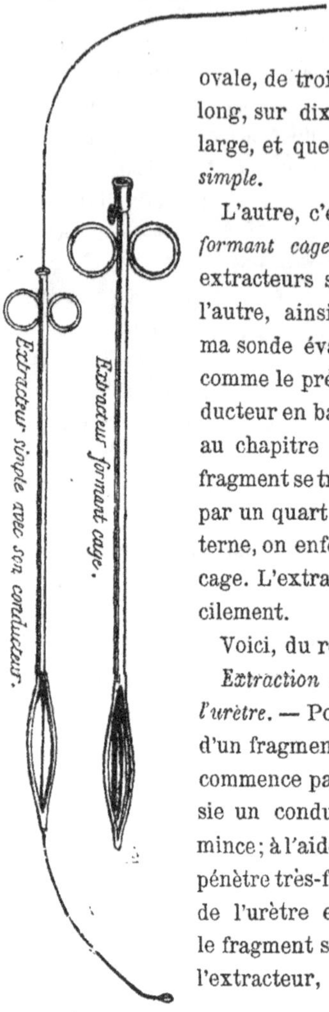

bouts, et dont l'extrémité vésicale forme un anneau ovale, de trois à quatre centimètres de long, sur dix à douze millimètres de large, et que j'appelle mon *extracteur simple*.

L'autre, c'est-à-dire mon *extracteur formant cage*, est composé de deux extracteurs simples, placés l'un dans l'autre, ainsi que les deux tubes de ma sonde évacuatrice. On l'introduit, comme le précédent, à l'aide d'un conducteur en baleine, tel que celui décrit au chapitre des bougies. Lorsque le fragment se trouve placé dans l'anneau, par un quart de rotation du tube interne, on enferme ce fragment dans la cage. L'extraction s'en fait ensuite facilement.

Voici, du reste, mon *modus faciendi*

Extraction des fragments arrêtés dans l'urètre. — Pour pratiquer l'extraction d'un fragment ou d'un petit calcul, je commence par introduire dans la vessie un conducteur en baleine, très-mince ; à l'aide de ce guide, l'extracteur pénètre très-facilement entre les parois de l'urètre et le fragment. Lorsque le fragment se trouve dans l'anneau de l'extracteur, ce qu'on reconnaît en

Guillon François-Gabriel, *Contribution à la chirurgie des voies urinaires*, 1879

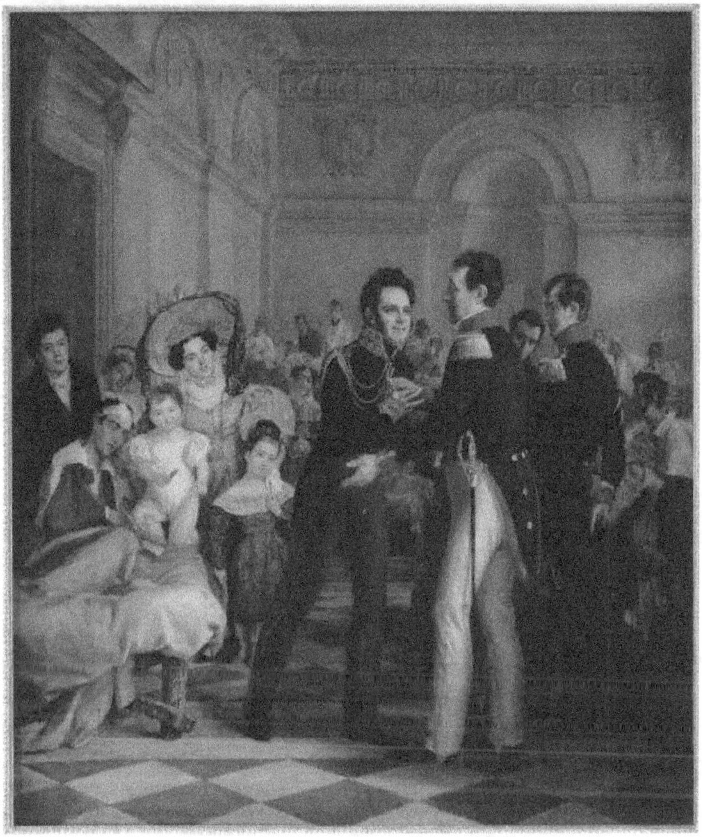

Le général La Fayette remet une médaille d'or au docteur François-Gabriel Guillon en 1831

Joseph-Jean-Antoine Rigal

Il est né à Gaillac le 5 septembre 1797. Il est mort le 27 octobre 1865. Il fait ses études médicales à Montpellier et, fils de chirurgien, il succède à son père, mort en 1825, et cultive aussi bien la chirurgie et que les belles-lettres. Il fait ses études à Montpellier et passe sa thèse en 1819 : *Sur l'hépatitis.* Son activité hospitalière sera influencée par les conceptions de Mathias Mayor auteur d'un *Nouveau système de déligation chirurgicale* édité en 1832 à Paris et à Lausanne. Il se lance dans la politique et devient maire de Gaillac en 1830 et en 1848. Ses convictions républicaines ne s'accommodent pas du coup d'État de 1852. Dès lors, il se consacrera exclusivement à son métier. La mort de sa femme lui porte un coup terrible. Il dépérit peu à peu et, après un long calvaire, il mourut en 1865 à l'âge de 68 ans.

Son fascicule sur la destruction mécanique de la pierre dans la vessie comprend 97 pages et trois planches dépliantes. Il est dédié au baron Portal et à Leroy d'Étiolles.

Dans une sonde flexible en caoutchouc, on introduit un fil métallique enroulé en hélice et représentant parfaitement un ressort de bretelle. Ce fil métallique ne nuit en rien à la flexibilité de la sonde, car, lorsque celle-ci arrive à la courbure de l'urèthre, chacune des hélices dont le ressort spiral se compose s'éloignera de l'hélice la plus voisine dans le sens de la convexité de l'urèthre et se rapprochera de cette même hélice dans le sens de sa concavité. On a ensuite un mandrin qui, au lieu d'être lisse comme les mandrins ordinaires, est taraudé à celle de ses extrémités qui correspond au bec de la sonde, d'un pas de vis bien formé et dans une étendue proportionnée à la portion courbe de l'urèthre (3 pouces et demi environ). — On comprend aisément que si, dans la sonde avec son ressort élastique préalablement conduite dans la vessie, on introduit le mandrin taraudé, dès que celui-ci aura atteint la première spire du ressort, la sonde se moulera pour ainsi dire sur le mandrin, et, de courbe qu'elle était, deviendra droite à l'insu suivant l'heureuse expression de Rigal, à l'insu du canal de l'urètre.

L'auteur tire la conclusion de son ouvrage : *Ici se termine ma tâche. Il n'entre pas dans mon but de parcourir tous les cas où la nouvelle méthode trouve son application et ceux dans lesquels elle doit être rejetée. J'ai exposé les avantages que je crois trouver dans la disposition de mes instruments et les idées théoriques sur lesquelles ils sont fondés. Au point où en est la lithotritie, mes calculs peuvent avoir une grande certitude indépendamment des applications pratiques. De nombreux essais cadavériques m'ont prouvé directement leur efficacité. Ce n'est plus d'ailleurs aujourd'hui l'objet d'un doute que la facilité de saisir la pierre, de la percer, et je ne fais pas autre chose avec le foret à chemise, dont l'action excentrique ne saurait être niée. Divers brise-pierres ont été employés avec succès. Si mon appareil expérimental ne réussissait pas de prime abord, cela tiendrait au défaut d'habitude dans les manœuvres, et non pas à son imperfection.*

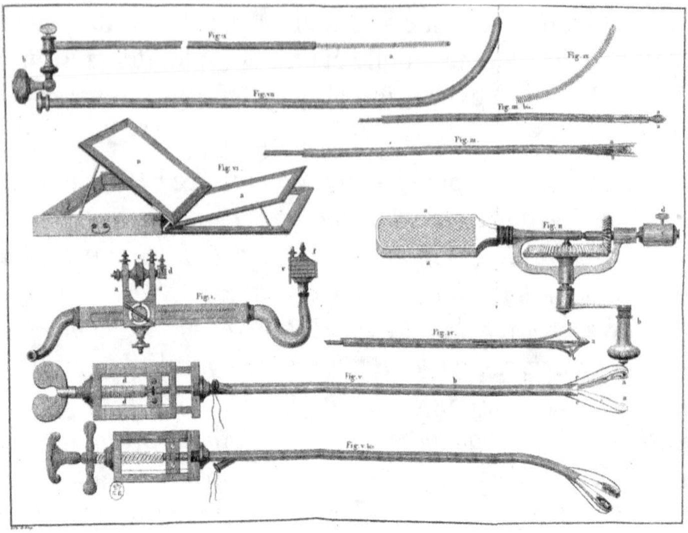

Rigal Joseph-Jean-Antoine, *De la destruction mécanique de la pierre dans la vessie ou considérations nouvelles sur la lithotritie, Mémoire lu à l'Institut (Académie des sciences, les 10 août et 14 septembre 1829)*, Paris, 1829.

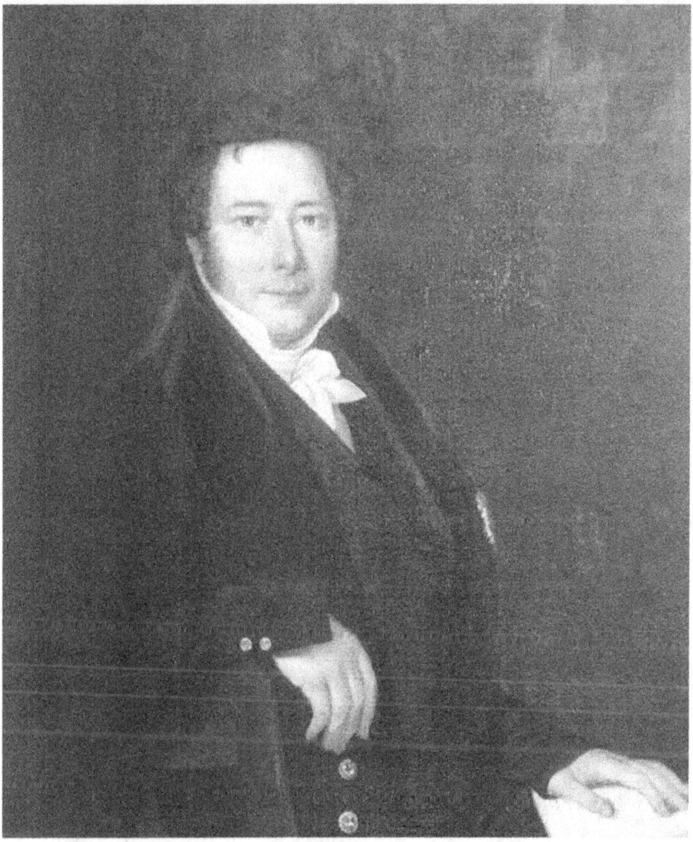

Rigal

L'opinion d'Alfred Velpeau (1795-1869)

Il compare la taille et la lithotritie dans la deuxième édition de ses *Nouveaux éléments de médecine opératoire* édités en 1839. Il insiste sur le fait qu'on a trompé le public en prétendant que la lithotritie était anodine : c'est une intervention plus douloureuse que la taille. Les statistiques des lithotriteurs ne sont guère encourageantes.

– Leroy sur quarante malades n'en a guéri que 25. Mais il affirme ailleurs n'avoir perdu que onze opérés sur cent-seize.

– Civiale sur quatre-vingt-deux calculeux reconnaît qu'un quart ont présenté des accidents et trente et un sont décédés au bout d'un an.

– Heurteloup affirme avoir guéri trente-sept malades sur trente-huit.

– Antoine Pascal Bancal (1790-1856) en 1838 dit n'avoir perdu qu'un malade sur vingt-trois. Dans une autre publication, ayant cinquante-trois calculeux à traiter, vingt-deux ont guéri, sept y ont renoncé, un en est mort : *Clinique civile*, Bordeaux, 1839, in 8°.

– Velpeau lui-même a tenté douze lithotrities : il utilise quatre fois l'instrument de Jacobson, une fois la pince de Heurteloup, deux fois la pince à pignon, une fois un instrument droit, une fois un litholabe à trois branches, trois malades sont taillés. Trois malades succombent.

En résumé les inconvénients de la lithotritie sont :

– la douleur

– les accidents nerveux

– la fièvre

– l'arthrite

– l'urétrite

– les abcès de la prostate

– les lésions urétrales suivies fréquemment d'infiltration urinaire

– les dépôts qui leur succèdent et dont la gravité est connue

– l'orchite

– la phlébite complication redoutable

– la cystite

– les perforations de la vessie

– les plaies rectales dont la fistule est la complication la plus simple

– pincements ou déchirures du corps ou du col de la vessie

– hémorragie

– rétention d'urine

– incontinence d'urine

– impuissance

– fragments de calcul arrêtés dans la fosse naviculaire, ce qui est bénin, mais aussi dans la prostate, ce qui est plus grave et cause de violentes douleurs.

– fistules du rectum

– nécessité de dilater l'urètre

– inflammation des uretères et des reins souvent mortelle

– péritonite

– brisure ou blocage des instruments dans la vessie ou l'urètre

– tuphos du malade

– récidive

– difficultés de l'intervention

– durée de l'opération : six semaines à trois mois

Et Velpeau de conclure : *On voit par ce parallèle, que, tout étant balancé, la taille et le broiement n'ont que peu d'avantages l'un sur l'autre sous le rapport de la douleur, des accidents nerveux, de l'inflammation des voies urinaires, de l'incontinence et de l'impuissance, des perforations de la vessie, de l'affaissement du malade ; que les accès de fièvre intermittente, les arthrites légères ou purulentes, l'orchite, les abcès de la prostate, les déchirements de l'urètre, les pincements de la vessie, les infiltrations, les dépôts urineux extérieurs, la rétention d'urine, les calculs arrêtés dans l'urètre, la nécessité de dilater, d'inciser ce canal, le danger des instruments faussés, rompus dans les organes, appartiennent presque exclusivement à la lithotritie ; que la récidive pouvant trouver sa source dans une parcelle de calcul oubliée dans la vessie, doit être incomparablement plus fréquente après le broiement qu'après la taille ; mais que la lithotomie exposant plus à la fistule, à la lésion du rectum, à la phlébite, tire surtout sa gravité de l'hémorragie, de la péritonite, de l'inflammation du bassin et de la nécessité d'établir une plaie qui réclame le repos et un régime en dehors des habitudes du malade.*

D'où il suit que si la vessie est saine, l'urètre libre, le malade d'une sensibilité ordinaire, le calcul au-dessous du volume d'un œuf, et d'une dureté médiocre, le broiement est, au total, moins dangereux que la taille. Telle est la formule que j'ai soutenue en 1835 au sein de l'Académie royale de médecine, et que rien ne m'engage à modifier aujourd'hui, quelque peine que se soit donnée une foule d'industriels pour la dénaturer. Ce langage ne ressemble guère à celui de lithotriteurs, il est vrai, mais j'ai la conviction qu'il exprime la vérité, et qu'une fois entrée dans le domaine de la chirurgie commune, la lithotritie y trouvera de la sorte une interprétation plus exacte que dans le dire de ces exploiteurs intéressés.

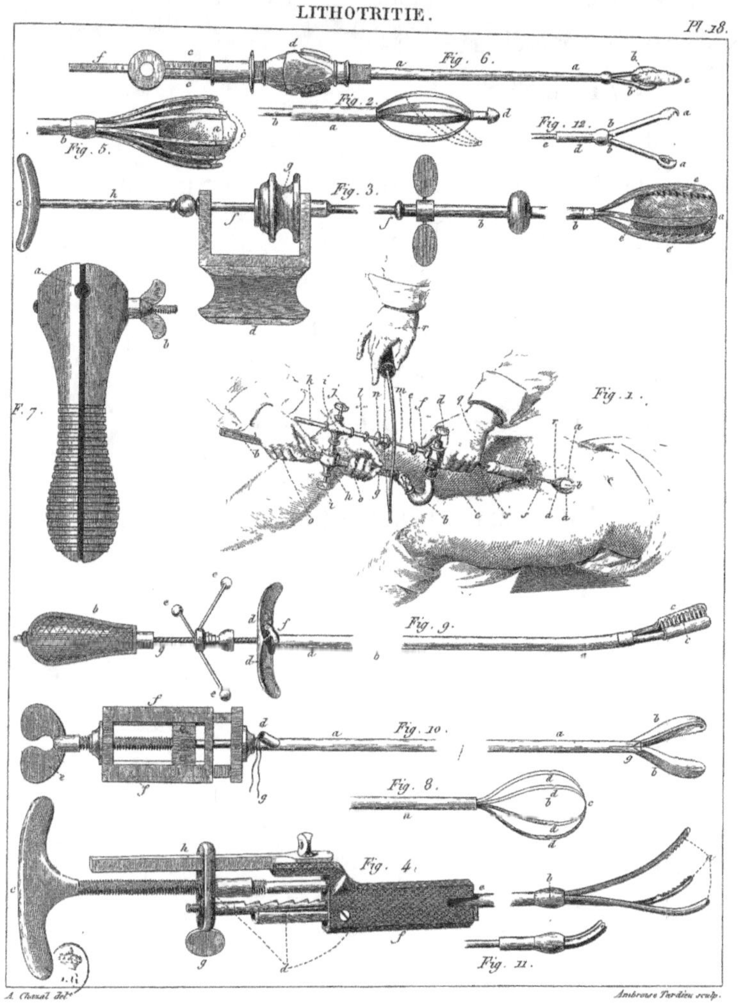

Velpeau, Nouveaux éléments de médecine opératoire, Atlas, 1832

Fig.1 Position du malade selon Civiale.

Fig.3 Appareil d'Amussat

Fig.7 Étau en ébène.

Fig.6 Pince brise-coque de M. Heurteloup.

Fig.12 Extrémité séparée du même instrument.

Fig. 5 Appareil de M. Tanchou.

Fig.2 Un des premiers appareils imaginés par M. Leroy.

Fig.9 Brise-pierre de Amussat.

Fig.10 Brise-pierre de Rigal.

Fig.8 Lytholabe du coutelier Lukens

Fig.4 Appareil de Sir-Henry.

Fig. 11 Portion du même instrument fermé.

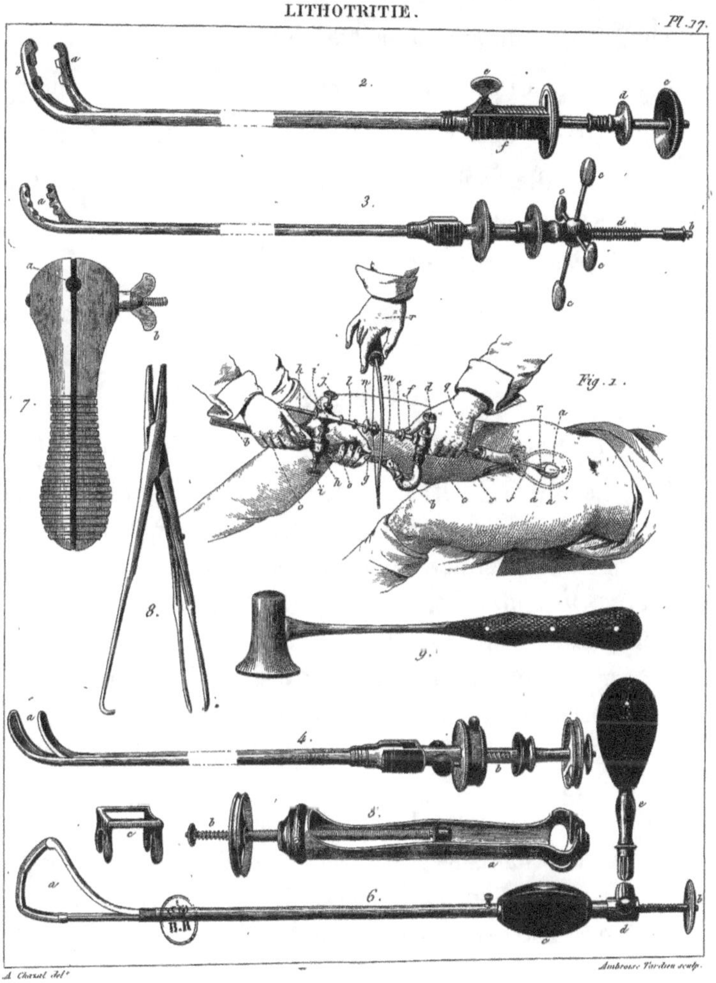

Velpeau, Planche 17 de l'atlas des Nouveaux éléments de médecine opératoire, deuxième édition, Paris, 1839

Fig.1 Méthode de Civiale : position du patient.

Fig.2 Percuteur simple de Heurteloup.

Fig.3 Brise-pierre à volant.

Fig.4 Brise-pierre en bec de cane, à vis b, et à percussion

Fig.5 Douille à vis susceptible d'être appliquée aux brise-pierres précédents.

Fig.6 Brise-pierre de Jacobson

Fig.7 Étau en ébène fermé ou ouvert en agissant sur la vis b.

Fig.8 Pince urétrale de Civiale.

Fig.9 Marteau à percussion

On mesure le perfectionnement des instruments qui permettent de pratiquer la lithotritie en rapprochant les planches de la première édition des *Nouveaux éléments de médecine opératoire* parus en 1832 et celles de la seconde édition publiée sept ans plus tard : le matériel n'est plus le même. L'appareil et le brise-pierre d'Amussat ont cédé la place au brise-pierre par percussion d'Heurteloup. L'appareil du coutelier Sir-Henry a disparu au profit de l'appareil de Jacobson. Le brise-pierre de Rigal est tombé dans l'oubli. Et le lytholabe du coutelier Luken a totalement disparu ainsi que l'appareil de Stanislas Tanchou, spécialiste des cancers et auteur de travaux sur la lithotritie. Quant à Leroy d'Étiolles, il a renoncé à son lithotriteur à panier.

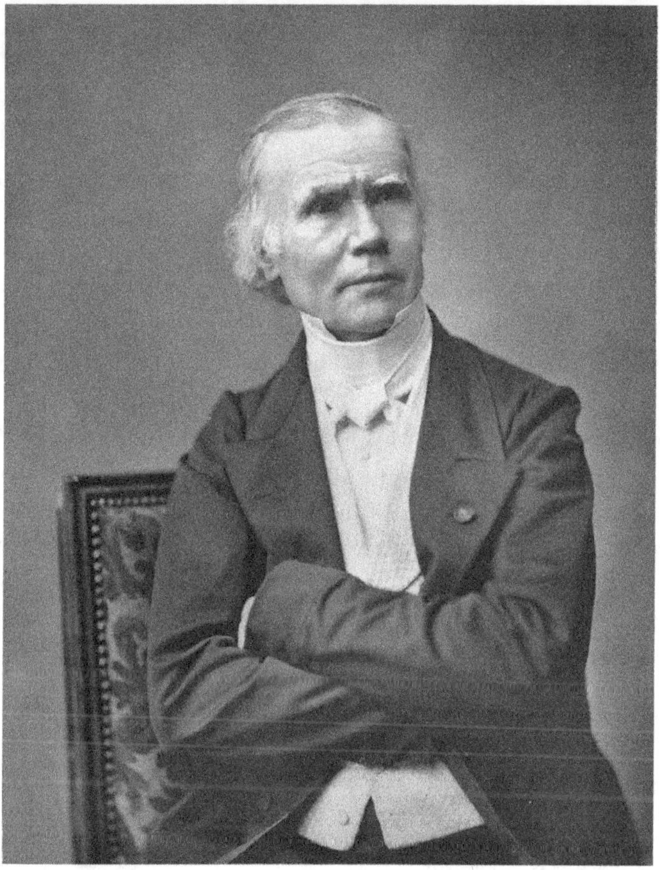

Velpeau

Philippe-Frédéric Blandin

(1798-1849)

Blandin est né dans le Cher, à Aubigny. Il fait ses études secondaires à Bourges. Il vient faire sa médecine à Paris où il aura pour maîtres Roux, Béclard et Marjolin, et son orientation sera d'emblée chirurgicale. Animé par une ambition généreuse, assidu dans l'étude et persévérant dans le travail, il choisit la difficile voie des concours. Il conquit ainsi les grands prix de l'École pratique (1819-1821), les places d'interne, d'aide (1821), de prosecteur d'anatomie (1824), de chirurgien des hôpitaux (1825), d'agrégé (1826), de chef des travaux anatomiques en 1837, quand Breschet est nommé professeur d'anatomie. Enfin, il emporte la chaire de médecine opératoire après cinq concours, en remplacement de Richerand en 1841 : *Des accidents qui peuvent survenir pendant les opérations chirurgicales et des moyens d'y remédier.*

Il avait soutenu sa thèse de doctorat à Paris, en 1824 : *Recherches sur quelques points d'anatomie, de physiologie et de pathologie.*

Il est nommé à l'Académie de médecine, section de pathologie chirurgicale, en 1836.

Il est chirurgien consultant du Roi.

Il rénove la rhinoplastie, publie sur la phlébite et les infections purulentes. Il décrit les glandes mixtes de la langue : Mémoire sur la structure et les mouvements de la langue dans l'homme, *Arch. gén. de méd.*, 1823, **I**, 457-470. Il propose l'éther comme anesthésique : *Les trois périodes ascendantes et descendantes de l'ivresse éthérée, ont les mêmes caractères ; elles se correspondent très exactement, et cependant il existe entre elles une différence très réelle que nous ne pouvons omettre de signaler ici : les premières se succèdent parfois avec une telle rapidité, chez certains* *individus, qu'elles paraissent en quelque sorte, confondues ensemble, et qu'il est difficile de les distinguer les unes des autres ; les secondes, au contraire, se déroulent avec lenteur, dans un ordre parfaitement régulier, et, pour cette raison, elles se prêtent admirablement à l'étude physiologique de l'éther.* Blandin croit que l'éther empêche l'hématose peut-être en paralysant le pneumogastrique, autrement dit l'inhalation de l'éther coïncide avec un début d'asphyxie. Blandin recommande donc *de ne pas entretenir la période d'insensibilité pendant tout le temps nécessaire à l'accomplissement d'une longue opération.*

Le 24 juillet 1834, à la suite du décès d'Alexis Boyer, il présente une *Thèse sur cette question : parallèle entre la taille et la lithotritie, soutenue le 24 juillet 1834, au concours pour la chaire de clinique chirurgicale, vacante à la Faculté de médecine de Paris.*

On lui doit un *Traité d'anatomie topographique ou anatomie des régions du corps humain considérée spécialement dans ses rapports avec la chirurgie, et la médecine opératoire,* Paris, 1826, ouvrage accompagné d'un atlas de 12 planches gravées par Jacob. Ce traité connut une seconde édition en 1834 avec un atlas de vingt planches, dont certains exemplaires en couleurs.

Esprit pratique et observateur, la vie de Blandin n'a pas été marquée par ces épisodes que nous présente l'existence de certaines natures ardentes et passionnées, elle fut calme et laborieuse, il eut des rivaux mais on peut affirmer qu'il n'eut jamais d'ennemis, et c'est entouré des regrets universels qu'il succomba aux rapides progrès d'une bronchite capillaire compliquée d'accidents cérébraux, le 16 avril 1849[1].

À la page 53 de sa *Thèse sur cette question : parallèle entre la taille et la lithotritie* il fait remarquer :

---

[1] Dechambre, 1876, **9**, 572.

1° En général, la somme des douleurs est moins forte du côté de la taille que du côté de la lithotritie.

2° La lithotritie a, sur la taille, l'immense avantage de ne pas nécessiter une plaie aux parties molles extra vésicales ; avantage qu'elle perdrait chez les enfants, sans presque aucun profit, si on lui associait l'opération de la boutonnière.

3° Toutefois, la plaie de la taille n'est pas une circonstance désavantageuse de tous points pour le malade ; elle permet en effet de le débarrasser ***promptement*** *du corps étranger qui l'obsède ; tandis que l'absence de cette plaie, dans la lithotritie, entraîne une remarquable lenteur dans la destruction du calcul.*

3° La taille, par la plaie qu'elle nécessite, agit d'une manière efficace sur les engorgements vésico-prostatiques, plus ou moins avancés, qui coexistent toujours avec les calculs. La lithotritie augmente les engorgements, par l'irritation qu'elle excite, et ne possède pas comme la taille, les moyens d'opérer le dégorgement immédiat des parties affectées.

5° Enfin, lorsque l'opération de la taille ne suscite pas d'accidents extraordinaires, et que les choses suivent leur cours naturel, non seulement, en général, la destruction du calcul est beaucoup plus prompte, mais encore le rétablissement entier est plus complet qu'avec la lithotritie.

La taille est souvent accompagnée d'une hémorragie notamment lors de la section du bulbe de l'urètre. Et lors de la lésion du plexus veineux qui entoure le col vésical. Les plaies artérielles de l'artère superficielle du périnée sont classiques et bénignes. En revanche, celle de l'artère transverse du périnée est plus grave. L'ouverture du péritoine est envisageable dans la lithotomie sus-pubienne : elle survient si l'on prolonge l'incision trop haut sans décoller la séreuse abdominale avec le doigt, ou bien lors de la section de la vessie si l'incision remonte trop haut. On peut aussi léser la vésicule spermatique, le canal déférent, l'uretère et les conduits éjaculateurs. Si la pierre est volumineuse et irrégulière, son extraction peut déchirer le col de la vessie de la prostate. Quant aux phénomènes inflammatoires qui succèdent à la taille sus-pubienne, ils sont redoutables, sans parler de l'infiltration d'urine, de l'inflammation des tissus du bassin, de la phlébite pelvienne, de l'ecchymose des bourses, des prostatites, des fistules urinaires, de la récidive de la pierre.

Sur 124 calculeux opérés en majorité par lithotritie, on compte 86 guérisons, 30 morts et 8 individus que cette méthode n'a pas débarrassé de la pierre. La proportion de succès est de 1 à moins de 3. Une autre statistique donne les chiffres suivants : 537 calculeux opérés par la taille ; 431 guérisons ; 106 morts. Les échecs ont été aux réussites dans la proportion de 1 à plus de 4. La comparaison avec le traitement mixte lithotomie/lithotritie donne un rapport des revers comparés aux succès de 1 à moins de 3.

Blandin tire les conclusions suivantes : certes, la lithotritie est une conquête heureuse de la chirurgie mais elle ne remplacera jamais la lithotomie ; en effet, elle lui est inférieure ; en revanche, alors que la technique des perforations successives est inférieure à celle de l'écrasement, on peut affirmer que cette dernière est supérieure à la lithotomie ; néanmoins, il faut reconnaître que la lithotomie obtient des résultats supérieurs à ceux de la perforation et de l'écrasement associés ; la lithotritie offre malheureusement à la lithotomie l'occasion de réparer ses défaillances ; enfin, la guérison résultant de la taille est peut-être plus parfaite que celle procurée par la lithotritie.

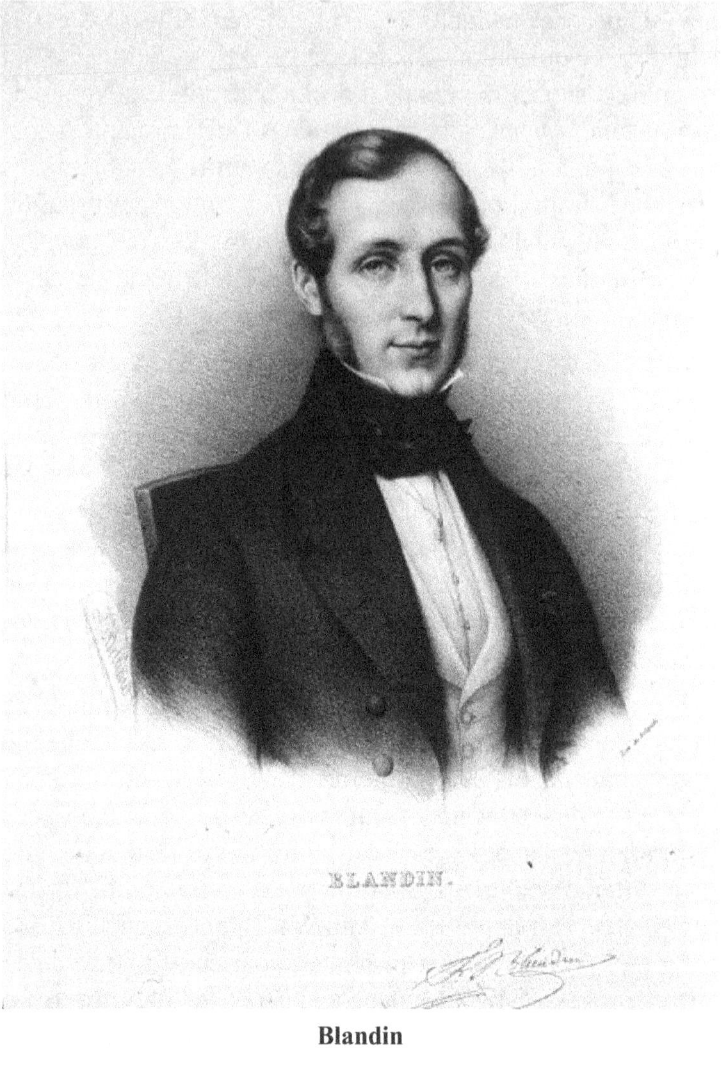

Blandin

Joseph-François Malgaigne

(1806-1865)

Issu d'une famille de médecins, il commence ses études à Nancy. Il est âgé de 15 ans et bien décidé à devenir officier de santé. Il obtient ce grade en 1825 et dirige un journal : *Le spectateur de la Lorraine*. Un an plus tard, il monte à Paris pour y continuer ses études notamment aux côtés de Dupuytren. Il entre au Val-de-Grâce en 1828 mais démissionne en 1829. Il soutient sa thèse en 1831 : *Paradoxes de médecine théorique et pratique,* ouvrage dans lequel il préconise l'étude de l'histoire de la médecine et de la chirurgie. Il est reçu à l'agrégation en 1835 : *Quel traitement doit-on préférer pour les fistules lacrymales ?* De 1830 à 1831, il se porte volontaire répondant à l'appel du Comité La Fayette en faveur du peuple polonais. Il dirige un des deux groupes organisés par le comité et part accompagné d'un chirurgien, d'un officier de santé, de deux pharmaciens et de sept étudiants en médecine ; lors de la prise de la ville par l'armée russe, les 6 et 7 septembre 1831, le groupe est présent. Peu de temps avant que les troupes polonaises se réfugient en Prusse, il est décoré de l'ordre militaire *Virtuti militari* par le gouvernement national insurgé réfugié à Plock, le 11 septembre 1831.

En 1835, il est chirurgien du bureau central puis est attaché à Saint-Louis en 1845, à la Charité en 1858 et enfin à Beaujon. Il succède à Blandin en 1850 et conserve la chaire d'opérations et d'appareils jusqu'en 1865 puis démissionne pour raison de santé. Denonvilliers lui succède. Il avait concouru quatre fois : en 1841, pour la chaire de médecine opératoire ; en 1842, pour celle de clinique chirurgicale ; en 1848, pour celle de pathologie externe et enfin, en 1850, pour celle de médecine opératoire.

Il entre à l'Académie de médecine en 1846 et occupe le poste de président en 1865.

Parmi ses travaux, on rappelle qu'il a le premier pratiqué l'anesthésie générale à l'éther en France, qu'il a décrit la fosse carotidienne dans son *Traité d'anatomie chirurgicale* en 1837.

Dans son *Manuel de médecine opératoire* dont la cinquième édition paraît en 1849, il écrit : *La lithotritie remonte à peine à un quart de siècle et elle a déjà tellement multiplié les procédés, qu'on a peine à s'y reconnaître. Mais la plupart de ces modifications ne portant que sur les instruments ou la partie purement mécanique, nous nous bornerons à établir ici les règles d'application des trois principales méthodes : l'usure progressive, l'écrasement et la percussion.*

La lithotritie par usure progressive se pratique par une canule droite extérieure de 9 mm de diamètre, par une canule interne, le litholabe, terminée par une pince à trois branches qui saisiront la pierre et par une tige centrale en acier dont l'extrémité distale est configurée pour attaquer le calcul.

La lithotritie par écrasement a remplacé les instruments d'Amussat et de Heurteloup par les appareils de Jacobson constitués d'une canule en argent dans laquelle coulisse un mandrin d'acier fendu sur toute sa hauteur ces deux parties étant fixe pour l'une, mobile pour l'autre. Le calcul est saisi entre ces deux éléments et broyé.

La lithotritie par percussion se pratique avec le percuteur courbe à marteau. On introduit dans la vessie comme on le ferait pour une sonde courbe ordinaire. En retirant la branche mobile, on sépare les deux portions courbes et on va à la recherche du calcul. Quand on l'a saisi on frappe avec le marteau sur la branche mobile.

Malgaigne opte pour la percussion, méthode la plus expéditive :... *et d'ailleurs la construction de l'appareil de M. Heurteloup est telle qu'elle répond à toutes les objections. L'emploi du lit rectangle et du point fixe métallique n'est pas aussi indispensable que l'auteur l'avait cru, et le percuteur a surtout gagné à l'addition d'une visse de pression déjà indiquée par M. Heurteloup, perfectionnée par M. Ségalas puis par MM. Civiale et Leroy d'Étiolles ; modifications qui en font un instrument de pression et de percussion tout à la fois. Il nous paraît donc mériter la préférence.*

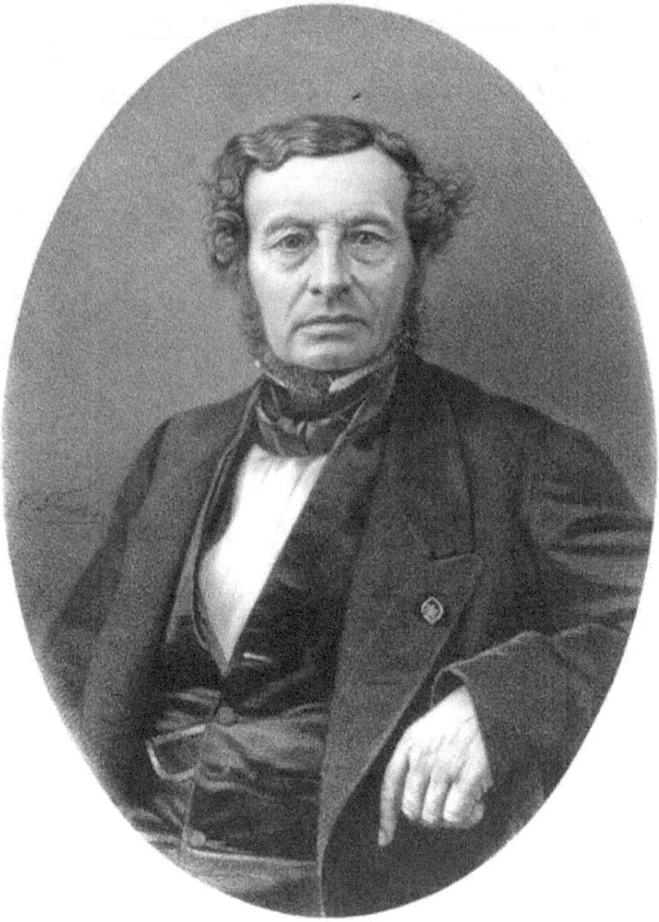

Malgaigne

Louis-Auguste Mercier

Il est né dans le département de l'Yonne, au Plessis-Saint-Jean, le 21 août 1811. Il est décédé le 11 juin 1882. Interne des hôpitaux, il soutient sa thèse de doctorat en 1839 : *De l'influence des rétrécissements de l'urèthre sur la lithotritie et la cystotomie.* Il se spécialise en pathologie urinaire. Secrétaire de la Société anatomique, il est décoré de la Légion d'honneur.

Il est l'inventeur d'un dilatateur bicoudé qui se révèle peu efficace. C'est à propos de cet instrument que certains en attribuèrent l'invention à un certain Coudé dont un journal médical de Cardiff inventa la biographie et l'affubla même du prénom d'Émile. Ce canular ourdi par les étudiants en médecine de Cardiff provoqua les protestations de la Société Internationale d'Urologie.

Ses recherches portent sur les « valvules du col », terme sous lequel il désigne les épaississements de la lèvre postérieure du col. Il distingue d'une part les épaississements dus à une hypertrophie glandulaire, d'autre part ceux qui succèdent à une prostatite ou à une urétrite chronique de nature scléreuse. Ces études sur l'anatomie et la physiologie de la vessie, de la prostate et du trigone apportent de nombreux éléments à la connaissance du fonctionnement de la vessie.

Il construit, en même temps que Leroy d'Étiolles et Thomson, des explorateurs constitués d'une tige métallique coudée à son extrémité et qu'il suffit de faire pivoter pour avoir une estimation de l'hypertrophie prostatique et s'il existe un lobe médian. Son absence pose l'indication d'une simple section de la lèvre postérieure du col au lithotome après anesthésie locale à la cocaïne.

En 1848, une de ses inventions est un inciseur inspiré du lithotriteur d'Heurteloup constitué par deux tiges qui coulissent terminées par une branche fixe femelle et par un mors mâle mobile. Cet appareil laminait et arrachait un fragment de la lèvre postérieure du col au prix d'une minime hémorragie, et augmentait l'ouverture du col. Ses indications ne concernaient pas les vrais adénomes mais seulement les difficultés d'ouverture du col vésical avec difficulté à la miction et souvent rétention d'urine. On le considère comme l'ancêtre du Punch.

En cas de fausse route dans le cathétérisme urétral, il emploie une sonde métallique creuse et recourbée comportant une ouverture latérale et fait pénétrer une sonde souple dans sa tubulure : le plus souvent en jaillissant par l'ouverture latérale, la sonde souple trouve le chemin de l'urètre et de la vessie.

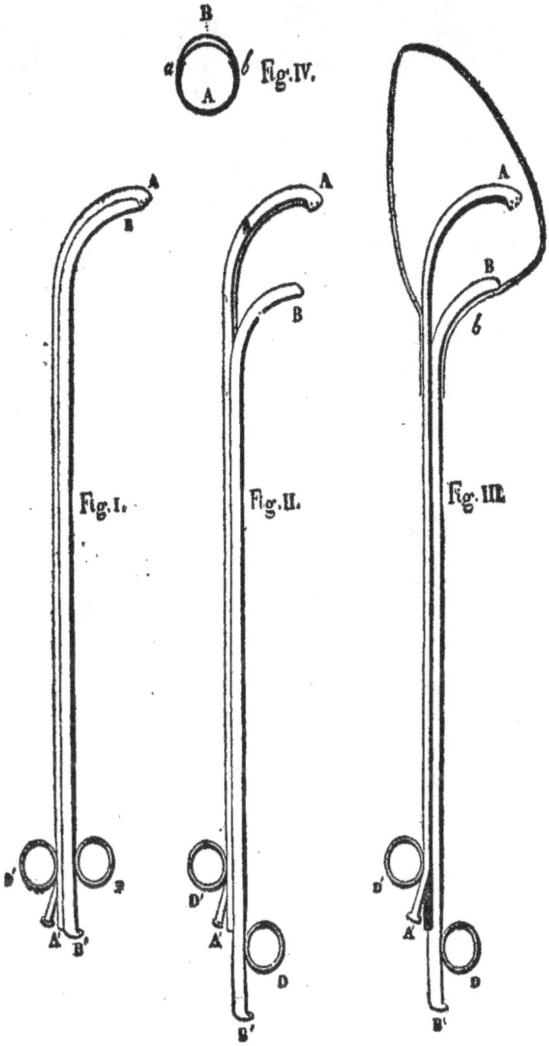

Sondes évacuatrices de Mercier

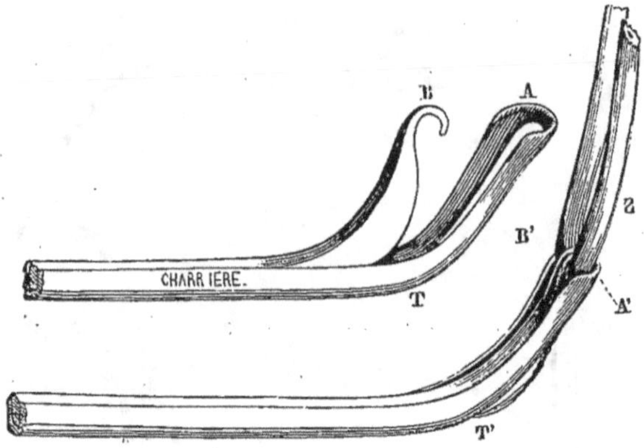

Fig. 42. — Plicateur à crochet de M. Mercier,

A. Branche femelle fenêtrée.
B. Crochet terminal de la branche mâle.
T. Tige de l'instrument.
A'. Extrémité de la branche femelle formant gouttière, arrêtant le crochet et le corps étranger.
B'. Crochet ayant saisi un bout de sonde par son milieu.
S. Sonde pliée en deux.
T' Tige.

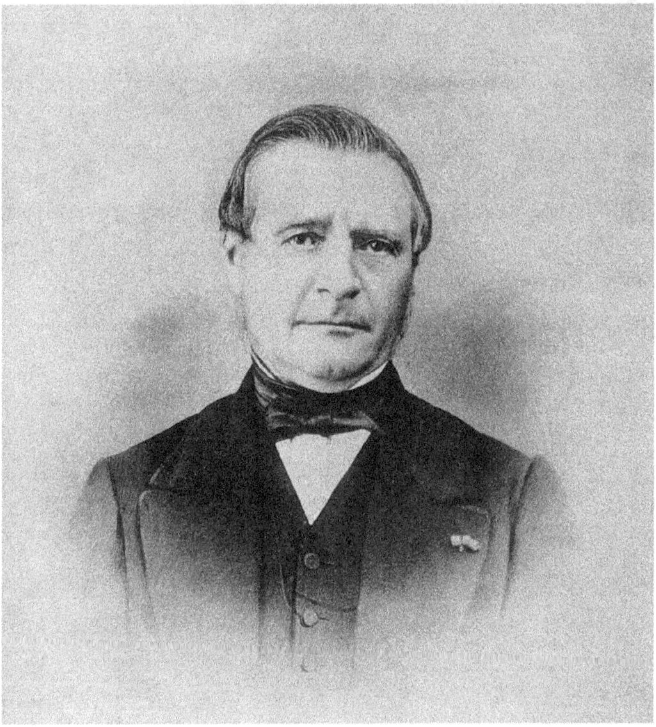

Mercier

Sir Henry Thompson

Naquit à Suffolk en 1820 et mourut à Londres en 1904. Après avoir été élève du collège de l'Université de Londres, il étudia la médecine et la chirurgie. Attaché à l'hôpital de ce collège, d'abord en 1853, comme assistant, il devint titulaire en 1863 et professeur en 1866. Il se consacra à l'étude des maladies des voies urinaires et acquit rapidement une grande notoriété dans ce domaine. Membre du Collège royal des chirurgiens de Londres, associé à l'Académie des sciences de Rome, il était également correspondant de la Société de chirurgie de Paris. La reine Victoria le fait chevalier en 1867 et après avoir opéré avec succès le roi des Belges, Léopold 1er, il fut nommé chirurgien honoraire. Il n'eut pas le même succès avec un autre illustre patient, Napoléon III qui mourut, en janvier 1873 des suites d'une séance de lithotritie. On accusa Thompson d'avoir tué son client, ce dont il se disculpa aisément.

Dans la traduction française de ses *Leçons cliniques sur les maladies des voies urinaires*, Paris, 1874, en début d'ouvrage, il énumère d'une part les maladies inflammatoires : urétrite, prostatite, cystite, aigües et chroniques ; d'autre part les maladies obstructives : rétrécissement de l'urètre, hypertrophie de la prostate ; enfin, les affections calculeuses de l'urètre, de la prostate, de la vessie, des bassinets et puis, pour finir, les tumeurs bénignes et malignes de la prostate et de la vessie.

En conclusion, il signale les principales complications de la lithotritie : *1°la fièvre ; 2°les hémorragies ; 3°la cystite ; 4°l'orchite ; 5°la rétention d'urine ; 6°enfin, l'épuisement qui peut être fatal,* ce qui laisse à penser que cette technique, qu'il pratique sans anesthésie, réserve de bien mauvaises surprises.

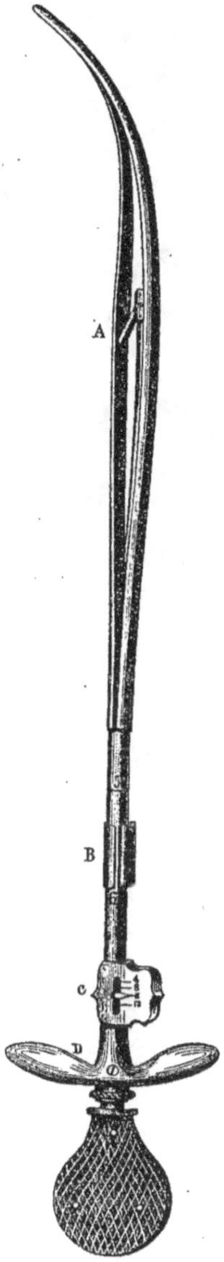

Fig. 22.

Dilatateur de Thompson.

L'instrument, basé sur le même principe que celui du professeur Rigaud, de Strasbourg, se compose essentiellement de deux valves métalliques, susceptibles d'être écartées par un levier A, commandé lui-même par une manivelle D.

Les branches étant toujours réunies à leurs extrémités ne peuvent s'écarter que sur une longueur déterminée, d'où résulte une sorte de fuseau, dont le ventre doit correspondre au point qu'il s'agit de dilater.

B, curseur mesurant la profondeur à laquelle l'instrument doit être introduit.

C, aiguille indiquant sur une plaque graduée le degré d'écartement des branches.

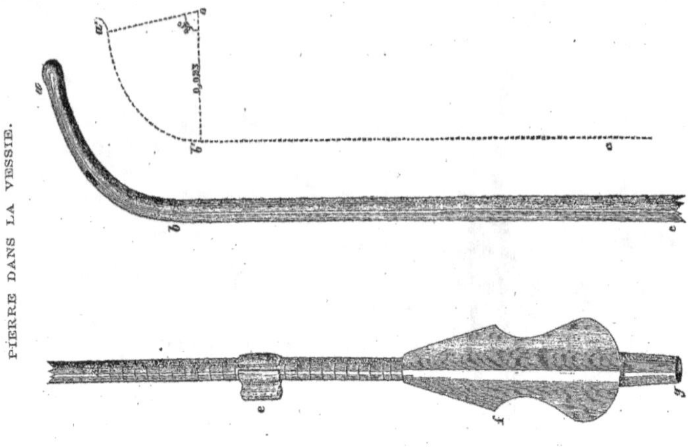

Sondes exploratrices de Thompson

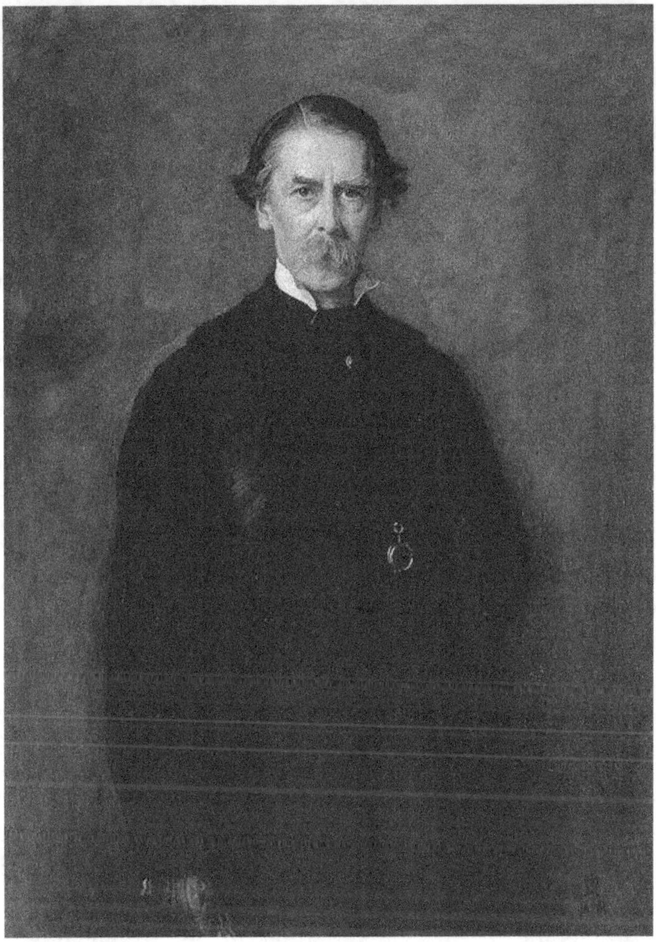

Thompson

Joseph-Frédéric Charrière

Naquit le 19 mars 1803 à Cerniat, dans le canton de Fribourg en Suisse. Il se rend à Paris en 1815 et apprend le métier de coutelier jusqu'en 1820. Il fait l'acquisition de l'entreprise de son patron et se perfectionne dans la pratique de son métier. Charrière resta à cette adresse jusqu'en 1833. Il fréquente les amphithéâtres, les services de chirurgie des hôpitaux de l'époque et les plus célèbres opérateurs qui trouvent auprès de lui un conseiller avisé et compétent. Philibert-Joseph Roux écrivait : *Un homme s'est trouvé surtout, et d'autres sont venus après lui qui marchent hardiment sur ses traces et sont devenus ses émules, un homme, dis-je, s'est trouvé en France qui, jeune, actif, impatient de produire et doué d'une grande intelligence, a opéré presqu'à lui seul, ces premières innovations dans la fabrication des instruments. Est-il besoin de nommer M. Charrière, qui bientôt devait se montrer si habile, si ingénieux dans la construction d'instruments nouveaux et sans l'assistance duquel certaines conceptions chirurgicales auraient pu être comme non avenues ou du moins rester momentanément stériles.* Il obtient la nationalité française en 1843. L'influence de Charrière sur la coutellerie chirurgicale fut considérable au point de concurrencer l'industrie anglaise basée à Sheffield et à Londres tant la qualité de ses aciers était parfaite. Sans parler de la finesse des tranchants, de l'élasticité des ressorts, des combinaisons chimiques des alliages et des soudures. Marié en 1824 à une femme remarquable qui le remplaçait quand il s'absentait et qui contribua puissamment à la prospérité de l'entreprise qui employait plus de 150 ouvriers. L'exposition de 1851 lui infligea un camouflet humiliant quand le jury anglais, reniant sa parole, refusa de lui attribuer la *council medal* alors qu'il méritait amplement cette plus haute récompense de l'exposition. Napoléon III non seulement le fit officier de la

Légion d'honneur mais substitua sa propre médaille diamantée à celle du récipiendaire.

Frédéric Charrière bénéficia de la protection de Guillaume Dupuytren. Il l'avait connu en accompagnant un malade qui avait ingéré une pièce de monnaie qui comprimait le larynx. Charrière aida Dupuytren à extraire ce corps étranger à l'aide du crochet de Graëfe dont il était muni. Leur amitié datait de cette époque et Charrière accompagnait le chirurgien de l'Hôtel-Dieu jusqu'à son domicile quai Voltaire, prenant ses instructions pour le lendemain. Il joua un rôle déterminant dans la conception et le perfectionnement des lithotriteurs. Comme le souligne Jimmy Drulhon dans la biographie qu'il consacre à Charrière en 2008 : *Il faut noter que les opérations pratiquées sur les voies urinaires étaient les grandes opérations de l'époque ; l'arsenal qui leur était consacré impressionnait les béotiens mais aussi les praticiens.* Les noms de Civiale, Heurteloup, Amussat, Ségalas, Leroy d'Étiolles, Mercier, Rigal, Thompson étaient associés au sien et à celui de son entreprise. Celle-ci exportait en Turquie, en Égypte, en Amérique du Sud, aux États-Unis et même en Angleterre puisqu'une partie des instruments chirurgicaux qui équipaient le Saint-Mary's Hospital de Londres provenaient des ateliers de la maison Charrière. Nous avons évoqué à propos de Leroy d'Étiolles ses démêlés avec ce chirurgien.

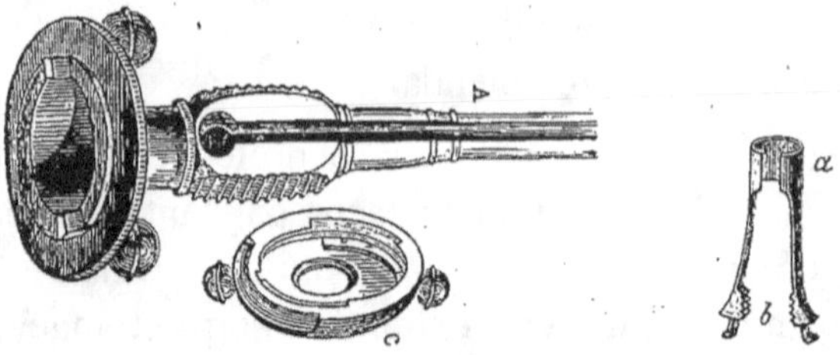

FIG. 72. — Écrou brisé de M. Charrière.

A. Talon de la tige femelle avec rondelle fixe.
C. Rondelle mobile complétant la boîte où se trouve renfermé l'écrou brisé.

a. Partie annulaire de l'écrou brisé.
b. Les deux moitiés de l'écrou écartées.

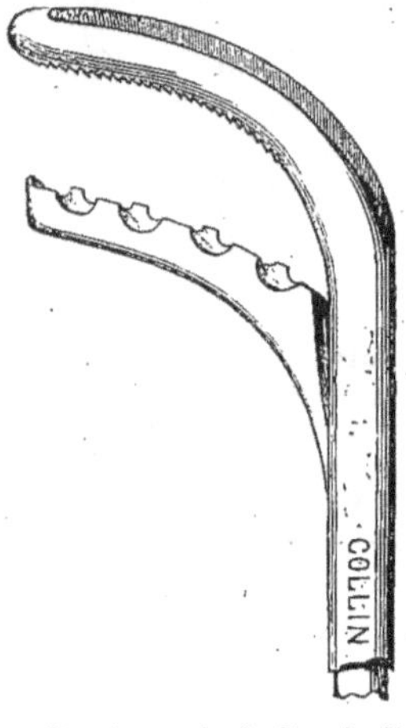

FIG. 75. — Bec à grande fenêtre de Charrière.

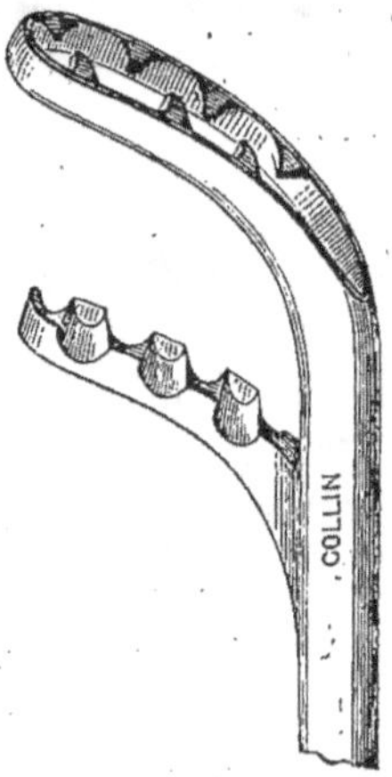

FIG. 76. — Mors de Reliquet.

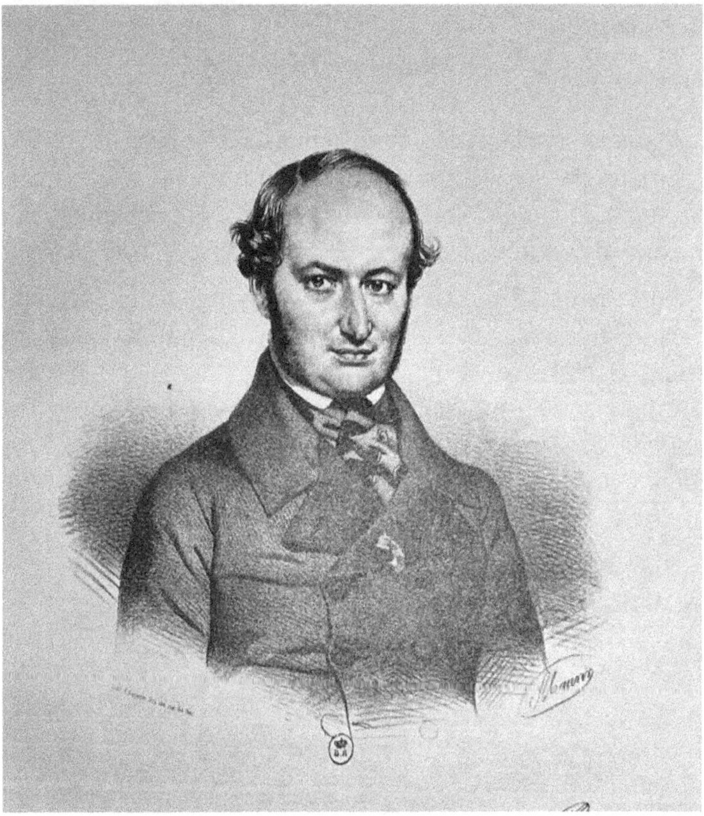

Charrière

Anatole Pierre Urbain Louis Collin

(1831-1923)

Il assura seul la direction de la maison Charrière dès 1876. Il invente, avec Robert, un appareil évacuateur en substituant à la poire en caoutchouc un tube de verre auquel est attaché un corps de pompe mue par une crémaillère.

Pour parer à l'inconvénient que présentait l'extracteur à bascule qui, rencontrant le col vésical, était repoussé en arrière, Collin construit un nouvel extracteur à bascule modifié par *une tige intérieure terminée en arrière par une rondelle C, et à son autre extrémité par un bouton qui fait saillie entre les deux mors et à leur base.*

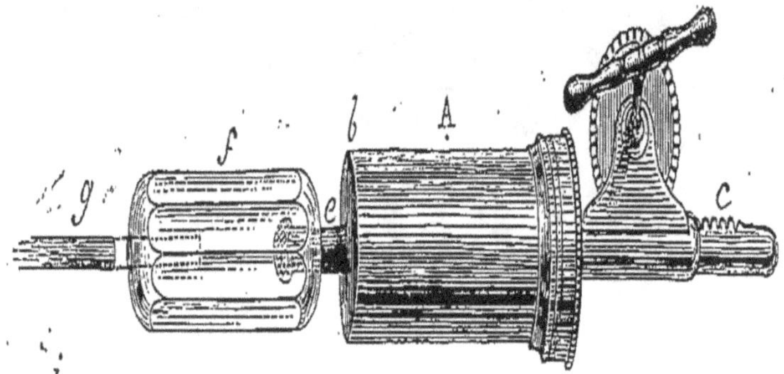

A. — Appareil aspirateur.

b. Corps de pompe.

c. Tige de fer garnie d'une crémaillère.

d. Roue destinée à mouvoir cette tige.

e. Extrémité du corps de pompe pénétrant dans un manchon de verre.

f. Manchon de verre percé à ses deux bouts.

g. Talon d'une sonde pénétrant dans le manchon.

H. — Sonde évacuatrice.

i. Talon de la sonde.

j. Bec de la sonde aplati et formant gouttière.

K. — Mandrin de baleine.

l. Extrémité aplatie remplissant la gouttière de la sonde, quand on introduit celle-ci dans la vessie.

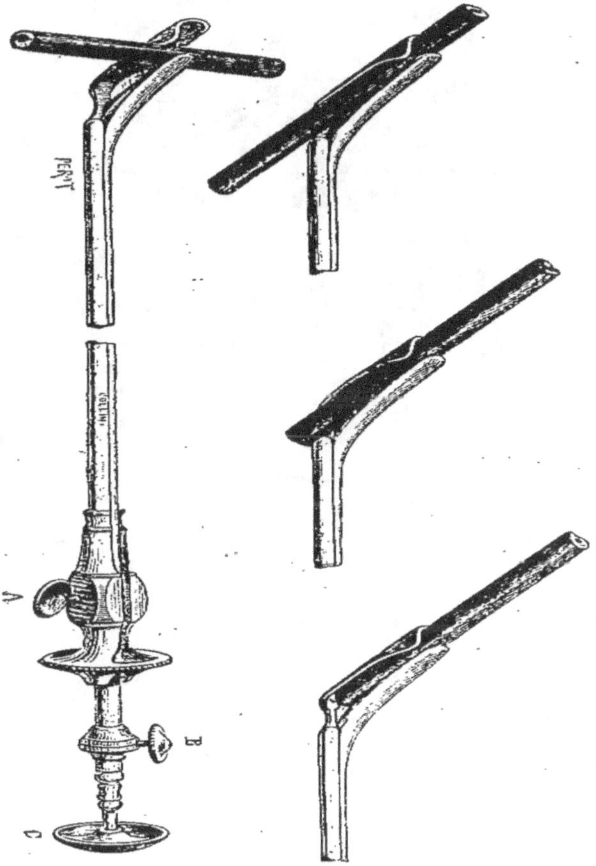

FIG. 44.

Extracteur à bascule modifié par Anatole Collin

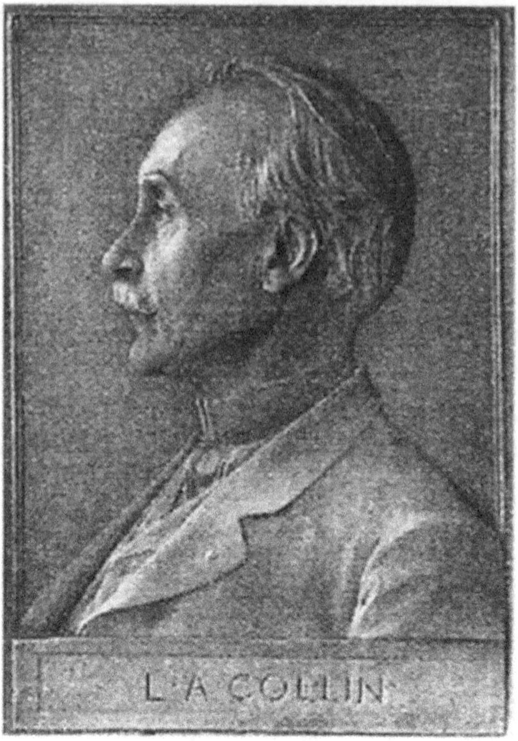

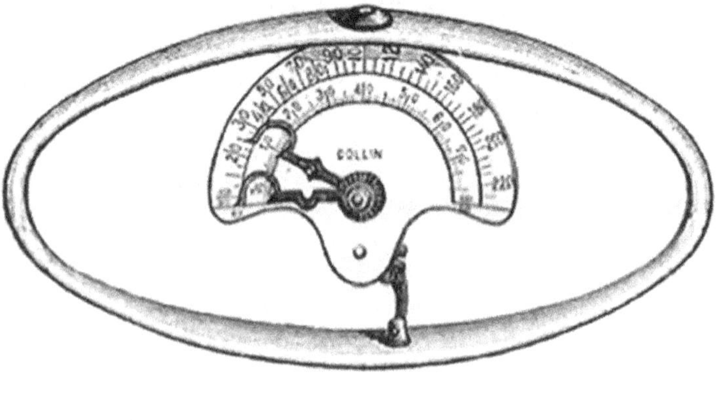

Collin

Charles Marie Édouard Chassaignac

(1804-1879)

Le 24 décembre 1804 naissait à Nantes Charles Marie Édouard Chassaignac. Sa vie fut laborieuse et studieuse puisqu'il sera médecin, chirurgien et professeur, membre de l'Académie de médecine en 1868. Il est étudiant en médecine à l'École de médecine de Nantes. En 1835, il soutient sa thèse de doctorat à Paris. Elle est dédiée à Cruveilhier qu'il désigne comme son maître. Nommé professeur agrégé et prosecteur à la Faculté de médecine de Paris en 1837, il devient chirurgien de Lariboisière en 1852. Ses travaux sur l'hémostase, dans le service de Péan, le rendent célèbre. Il est le promoteur de l'écrasement linéaire et surtout il badigeonne le champ opératoire avec une solution de nitrate d'argent au sixième qui pour lui est une garantie contre l'érysipèle et l'angioleucite. Il préconise également les bains alcooliques locaux plusieurs jours avant l'intervention[1]. Il introduit le drainage en chirurgie : *Les tubes à drainage que j'emploie habituellement sont des cylindres de caoutchouc vulcanisé. Ils ont le volume d'une plume d'oie et sont criblés sur toute leur longueur d'ouvertures latérales sans lesquels le but de la méthode serait complètement faussé*[2].

On lui doit la description du « tubercule de Chassaignac » désignant le tubercule antérieur du processus transverse de la sixième vertèbre cervicale.

Il consacre 9 pages du tome 2 de son *Traité clinique et pratique des opérations chirurgicales* à la lithotritie[3].

---

[1] *Traité clinique et pratique des opérations chirurgicales*, Paris, 1861, 1, 26.

[2] *Traité pratique de la suppuration et du drainage chirurgical*, Paris, 1859, 1, 152

[3] *Traité clinique et pratique des opérations chirurgicales,* Paris, 1861, 2, Titre II, 794-805.

Chassaignac énumère les trois procédés les plus couramment utilisés pour briser les calculs : les perforations successives ; l'écrasement direct du calcul soit par percussion, soit par pression et percussion associées ; usure des calculs de la périphérie vers le centre. La percussion de Heurteloup a la préférence de la majorité des chirurgiens qui ont renoncé à utiliser les instruments proposés pour la destruction des lithiases vésicales.

L'indication majeure concerne le calcul unique, peu volumineux et de densité médiocre. Certaines formes de calculs contrindiquent formellement la lithotritie notamment la forme en gourde. Leur multiplicité est également un argument contre cette pratique, sauf s'ils sont de faible calibre, friables et que l'état général du malade est bon.

Chassaignac donne un classement des calculs selon leur dureté : *Les plus mous, les plus friables sont ceux de phosphate de chaux, d'ammoniaque et de magnésie. Après eux viennent les calculs d'acide urique ou d'urate d'ammoniaque ; les plus durs enfin sont les calculs d'oxalate ou calculs muraux.*

Cette dernière observation est intéressante car Chassaignac y parle pour la première fois de l'anesthésie du malade au chloroforme : *Obs.-Calcul vésical. -Lithotripsie.- Un homme âgé de 29 ans, domestique, est entré à l'hôpital Lariboisière.*

Il y a quatre ans environ, cet homme a commencé à éprouver des douleurs dans la région du périnée, quelques picotements au bout de la verge, et parfois après un excès de fatigue, il urinait du sang. D'autres fois, et surtout après des libations copieuses, arrêt subi de l'émission urinaire.

Cet état dura longtemps. Plusieurs consultations eurent lieu, qui n'aboutirent qu'à des prescriptions insignifiantes.

Il y a trois mois environ, les urines devinrent purulentes. Un médecin pratiqua le cathétérisme le 19 avril et constata dans la vessie la présence d'un calcul.

À l'examen on trouve l'état général satisfaisant, l'appétit assez bon, mais un peu capricieux, les urines purulentes, visqueuses, filantes, le jet urinaire sujet à des interruptions, surtout à la fin de la miction. Le cathétérisme fait constater la présence d'un calcul.

*13 mai. -***Le malade est endormi** *; on procède à l'opération de la lithotripsie. -La séance dure huit minutes. Les jours suivants on ne sent que peu ou point de graviers. Absence totale de fièvre.*

18 mai. -Deuxième séance de lithotripsie. **Chloroforme** *; la séance dure douze minutes. -On constate que les dimensions du calcul sont très considérables. En donnant à l'instrument son maximum de développement, c'est à peine si on parvient à saisir le calcul dans son plus grand diamètre.*

19 mai. - Issue de quelques graviers dans les urines.

25 mai. -Troisième séance-Le malade n'est pas endormi, -La durée de la séance est de dix minutes.

Les jours suivants, les graviers sortent en plus grande abondance qu'après les séances précédentes.

1er juin. -Quatrième séance. -Elle dure neuf minutes. ***On a endormi le malade au chloroforme.***

L'état du malade est des plus satisfaisant.

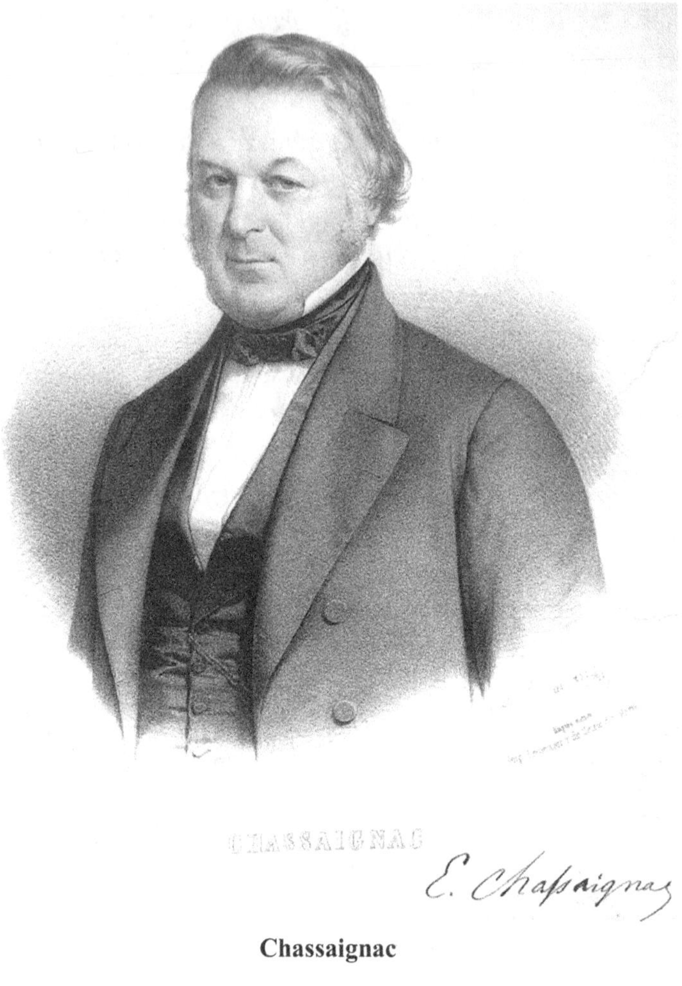

Chassaignac

Charles-Emmanuel Sédillot

(1804-1883)

Promoteur de l'anesthésie au chloroforme et précurseur de l'asepsie opératoire, est le fils de Jean-Jacques Sédillot, orientaliste et astronome et le frère de Louis Pierre Eugène Sédillot, orientaliste et historien des sciences. Il fait de brillantes études à la faculté de Médecine de Paris puis à l'hôpital d'instruction de Metz et au Val-de-Grâce. En 1829, il soutient sa thèse, *Du nerf pneumogastrique et de ses fonctions,* avant de commencer une carrière de chirurgien militaire. Il participe en 1831 à l'insurrection de la Pologne comme sous-aide dans les ambulances polonaises et il sera interné en Autriche après la défaite polonaise. Il recevra la Croix du mérite militaire. De retour à Paris, il est nommé chirurgien aide-major au Sixième Dragon. Il observe avec Larrey une redoutable épidémie de choléra à l'hôpital de Picpus.

Il est nommé en 1836, chirurgien-major et professeur au Val-de-Grâce mais Blandin l'emporte sur lui au concours de 1836 ; dépité, il part en Afrique de Nord et participe à la deuxième campagne de Constantine. Il étudie les ruines romaines et s'intéresse aux méthodes de traitement des fractures par les populations autochtones. Il contracte le paludisme. En 1839, il connaît un nouvel échec face à Malgaigne pour la chaire de médecine opératoire. Le 4 février 1839, il se marie avec Geneviève Pelletier (1820-1886).

En 1841, il est reçu au concours d'agrégation de la Faculté de Médecine de Strasbourg. Le poste associe pathologie externe, médecine opératoire et clinique chirurgicale. Une polémique éclate, car la faculté avait décidé de rendre incompatible la fonction de professeur à la Faculté et celle de professeur à l'hôpital militaire. Promu médecin principal de première classe, en 1850, il devient chirurgien en chef de l'hôpital militaire de Strasbourg en 1856. Il mène de front sa carrière civile et sa carrière militaire. Devenu médecin inspecteur, il dirigera la nouvelle École de médecine militaire de 1856 à 1869. Il assiste à l'annexion de l'Alsace par l'empire prussien triomphant et refuse l'offre prussienne de garder sa chaire. Il rallie Nancy où il est nommé professeur honoraire avant de prendre sa retraite à Paris.

Atteint d'une cophose puis frappé d'un accident vasculaire cérébral droit en 1879, il décède chez un de ses enfants à Sainte-Menehould, en 1883. Ses obsèques ont lieu à Paris.

En 1855, dans la deuxième édition de son *Traité de médecine opératoire*, il écrit : *On s'est demandé si l'emploi du chloroforme était utile, et la question a été diversement résolue. Dans notre opinion l'anesthésie facilite beaucoup les manœuvres chirurgicales en les mettant à l'abri des craintes et des impressions fautives ou exagérées des malades.*

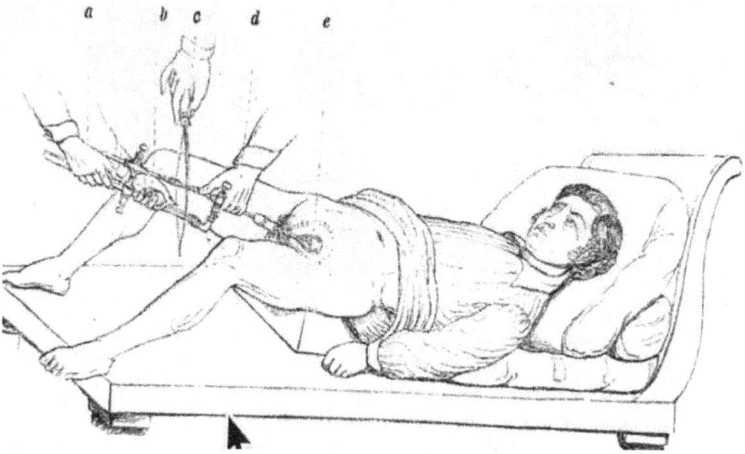

Sédillot, *Traité de médecine opératoire bandage et appareils*, Paris, 1855, page 595, figure 602, :... *le malade est couché sur un lit suffisamment élevé, les jambes écartées et les cuisses légèrement fléchies ; on dispose plusieurs draps ployés ou un coussin sous le sacrum pour diriger la pierre vers la partie postérieure de la vessie...*

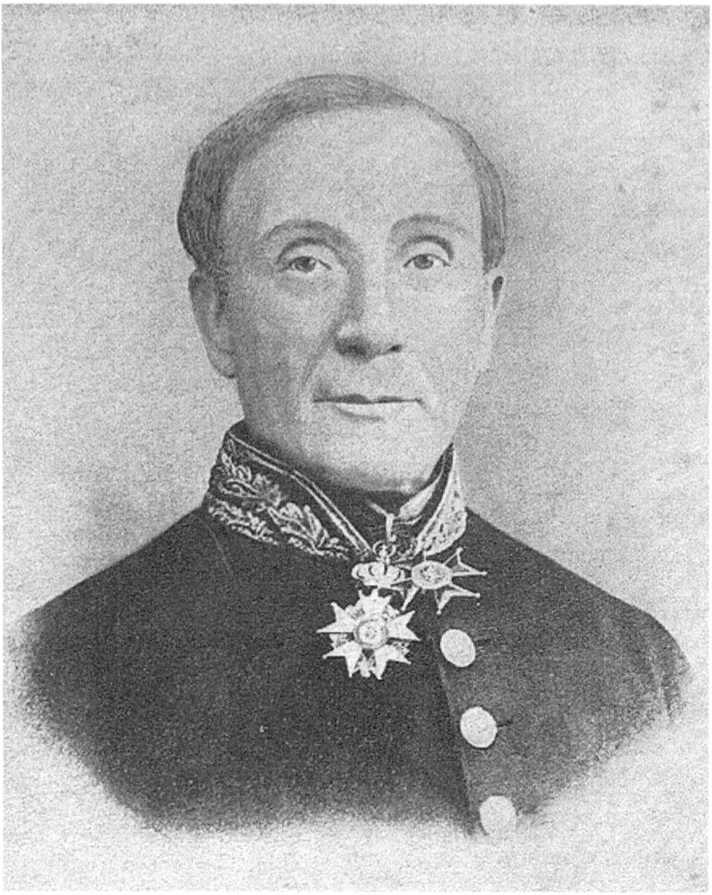

Sédillot

Léon-Clément Voillemier

Naquit le 5 octobre 1809 à Vignory dans la Haute-Marne. Il est mort à Paris, le 12 janvier 1878. En 1881, dans le tome II du *Traité des maladies des voies urinaires* écrit avec Le Dentu et concernant les maladies de la prostate et de la vessie, il rapporte de nombreuses observations de corps étranges vésicaux introduits par des patients peu soucieux de leur sécurité. Il est l'auteur de l'article du Dechambre paru en 1876. Il décrit ainsi une sonde évacuatrice de son invention : Cette sonde *se compose de deux gouttières qui, en glissant l'une sur l'autre, se complètent pour former un instrument cylindrique courbe à son extrémité. La gouttière inférieure, formée d'une double paroi pour en faire une sonde à double courant, est beaucoup plus profonde que l'autre ; elle porte sur ses bords une rainure, dans laquelle on fait glisser la gouttière supérieure comme un tiroir. Mais il fallait que celle-ci pût se plier à la courbure que présente l'autre gouttière. M. Mathieu est parvenu très habilement à résoudre cette difficulté en formant son extrémité de plusieurs petites pièces transversales semblables à celle de certains bracelets et mobiles les uns sur les autres. Quand l'instrument est fermé, il représente une sonde ordinaire de gros calibre. Après l'avoir introduit dans la vessie, on tire à soi la pièce supérieure qui est garnie d'un anneau sur son talon, et la gouttière inférieure se trouve découverte dans toute sa portion courbe qui est dans la vessie. Alors, au moyen d'un petit tube disposé pour recevoir l'extrémité d'une seringue, on injecte dans le conduit fermé par la double paroi de la gouttière inférieure, de l'eau qui, s'échappant par de petits trous dans la vessie, forme une espèce de remous qui entraîne les détritus de calculs dans la sonde.*

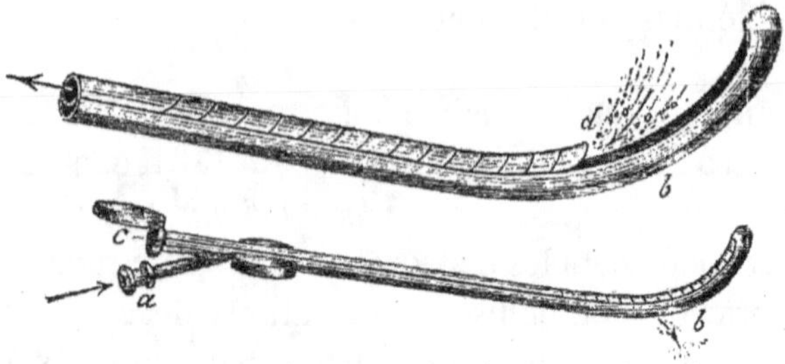

Fig. 11. — Sonde évacuatrice de M. Voillemier.

a. Tube servant à injecter de l'eau dans la vessie.
b. Ouvertures par lesquelles l'eau s'échappe dans le bas-fond de la vessie.
c. Segment supérieur de la sonde, garni d'un anneau à son talon et formé de pièces articulées en avant.
b'. Gouttière ouverte du segment inférieur de la sonde.
d. Direction du liquide sortant de la vessie pour entrer dans la sonde.

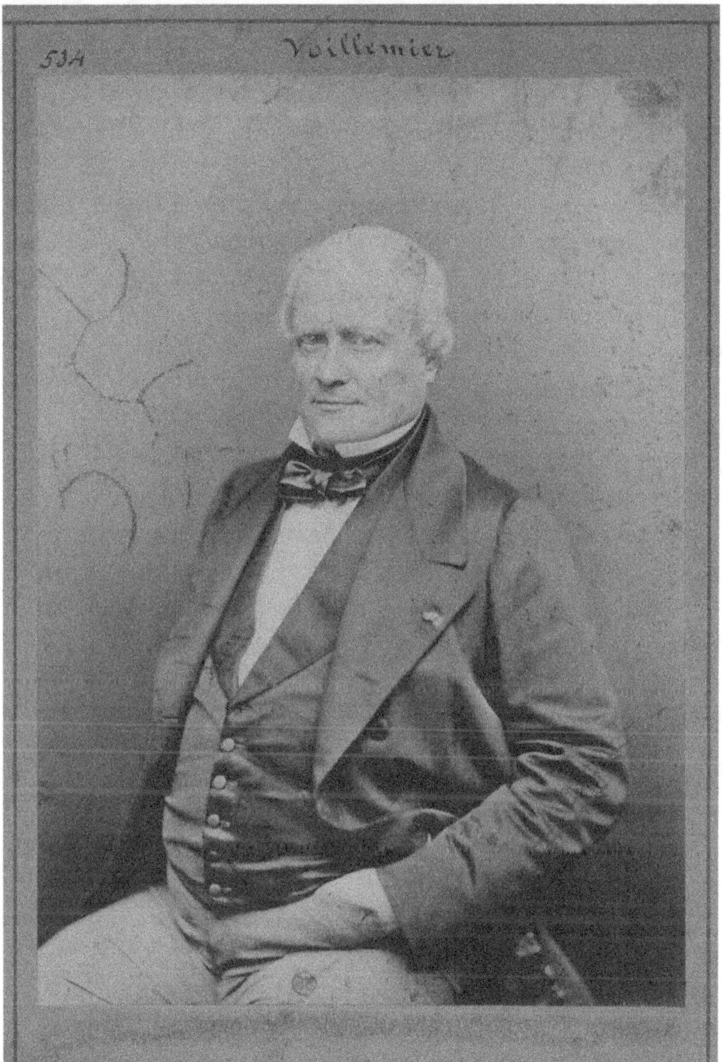

Voillemier

Auguste Nélaton

Il est né à Paris le 17 juin 1807 et mort dans la même ville le 21 septembre 1873. Il entre au collège en 1817 et fait connaissance d'Achille Requin (1803-1855) alors étudiant et maître répétiteur, futur agrégé de médecine et futur membre de l'Académie de médecine. Il commence ses études médicales en 1828 et soutient sa thèse intitulée *Recherches sur l'affection tuberculeuse des os* à Paris, en 1837. Il est successivement externe puis interne de Dupuytren, En 1839, il est chirurgien des hôpitaux. En 1840, il est nommé professeur à l'hôpital Saint-Louis. Le 2 décembre 1856, il est nommé à l'Académie de médecine section de pathologie chirurgicale. Il est appelé auprès de Garibaldi pour soigner une plaie par balle au pied du chef de l'expédition des Mille en 1862. Il démissionne et devient chirurgien de l'Empereur en 1866. Il est élu membre de l'Académie des sciences en 1867. Un décret du 14 août 1868 l'élève à la dignité de sénateur.

Dans le tome 5 de son *Traité de pathologie chirurgicale*, Paris, 1858, il consacre 78 pages aux calculs de la vessie. Il divise l'histoire de la lithotritie en quatre périodes : Albucasis (940 ?-1013) aurait le premier songé à broyer la pierre dans la vessie. Les auteurs de la Renaissance rejettent cette méthode et lui préfèrent la taille. Il semblerait que des tentatives aient été effectuées sous l'empereur Léon l'Arménien (775 ?-820) : si l'on en croit le panégyrique du moine Théophanès, on trouve le passage suivant : il se rendit au chevet de l'empereur « *quoiqu'il fut tourmenté par une maladie chronique des reins et par une dysurie. En effet des instruments avaient été introduits dans la vessie par le conduit naturel, et, après avoir broyé les pierres qui s'y trouvaient, les apportaient au-dehors et permettaient à l'urine sa libre sortie autant que possible* » Gazette hebdomadaire de médecine, 1858, 9, p. 145.

La seconde période est caractérisée par des essais sur le cadavre en construisant des instruments, en les faisant pénétrer dans la vessie, en essayant de ne pas traumatiser les parois vésicales et en essayant d'évacuer les graviers issus du broiement de la lithiase. Selon Nélaton, ce serait Fournier de Lempdes (1783-1861) qui aurait fait fabriquer par des bijoutiers et des armuriers de Clermont-Ferrand un « litholepte » qui développe dans la vessie une anse de panier dans laquelle le calcul est enfermé et qui est ensuite attaqué par un foret. Nélaton estime que l'instrumentation de Gruithuisen est totalement inutilisable car *il se compose d'une grosse canule droite dans laquelle il passait une anse en fil de laiton, et une tige terminée par une couronne dentée ou un fer de lance. La pierre devait être embrassée et fixée par l'anse métallique et la tige perforatrice mise en mouvement par un archet. On le conçoit la pierre ne pouvait être fixée assez solidement et la vessie était exposée à l'action du foret.*

Quant à l'appareil d'Eldgerton, il était courbe et cette courbure était constituée de deux demi-lames demi-cylindriques pouvant s'éloigner ou se rapprocher au moyen de charnières situées à l'extrémité des deux lames et sur leur milieu. Quand l'instrument est déployé les lames constituent une anse quadrilatérale contenant la lithiase, une râpe par des mouvements alternatifs devant user le calcul.

Nélaton décrit quatre méthodes pour détruire les calculs vésicaux : 1/la perforation multiple, 2/l'évidement du centre à la circonférence, 3/la destruction de la circonférence au centre. Ces trois procédés constituent la troisième période de la lithotritie.

La quatrième période correspond à 4/l'écrasement : il s'agit de fragmenter la pierre entre les deux mâchoires du brise-pierre. Il faut alors broyer la pierre et éventuellement si la lithiase est dure ou volumineuse, pratiquer la percussion.

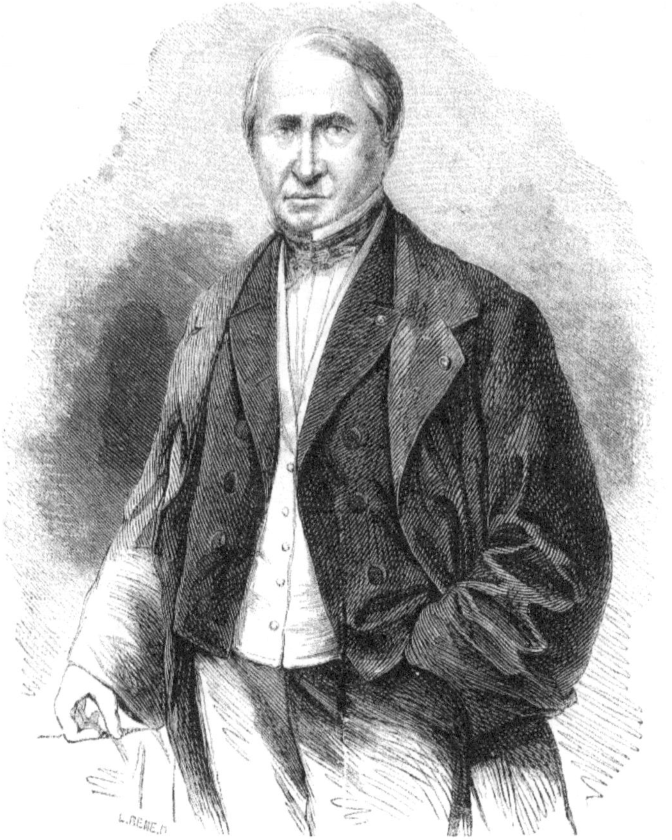

Nélaton

Henry Jakob Bigelow

(1818-1890)

Né à Boston le 11 mars 1818, il meurt le 30 octobre 1890. Il soutient sa thèse en 1841. Il voyage en Europe et se passionne pour les études microscopiques. Il suit les cours de Paget à Londres et devient l'élève de Pierre-Charles Alexandre Louis. De retour à Boston, il débute sa carrière de chirurgien. Il est d'abord instructeur à la faculté de médecine de Trémont qui fusionnera plus tard avec celle de Harvard. Il est nommé président de la Boylston Medical Society et, avec son collègue Henry Bryant fonde une association caritative qui opère gratuitement les patients nécessiteux. En 1846, il est nommé au poste de chirurgien au Massachusetts General Hospital puis, en 1848, il est promu président de la section chirurgicale de la faculté de médecine de Harvard. Il se marie en 1847 et devient veuf en 1853. Il fut surtout chirurgien orthopédiste : le ligament ilio-fémoral porte son nom. Il est l'auteur, notamment, des *Mechanism of dislocation and fracture of the hip*, Philadelphie, 1869. Son apport dans le domaine de la lithotritie est reconnu de même que sa conviction qu'il fallait promouvoir l'anesthésie générale en chirurgie.

Il publie en 1878 : *Lithotrity by a single operation* dans l'*American Journal of medical Science.* 1878, **75**, 117-134. Il inaugure ainsi l'introduction de la litholapaxie dans les techniques de lithotritie. Tout doit se faire en une séance : le broiement de la pierre et l'évacuation des débris qu'il pratique à l'aide de grosses sondes raccordées à un aspirateur. À vrai dire, il profite des progrès de l'anesthésie générale. Élève de Guyon, Desnos introduit la technique de Bigelow en France et pratique la lithopalaxie à Necker sous anesthésie au chloroforme.

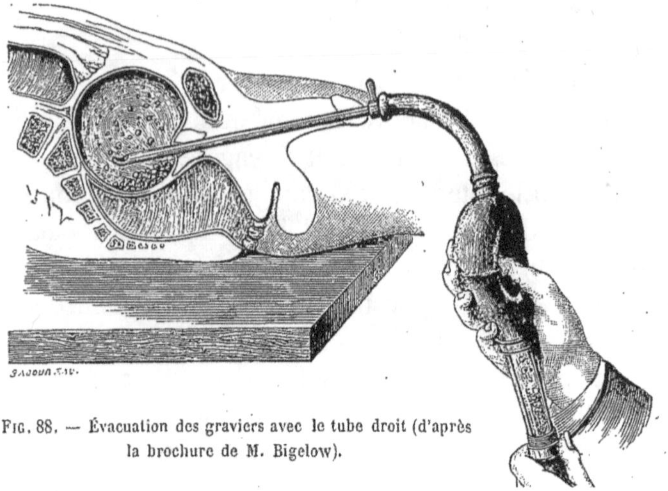

FIG. 88. — Évacuation des graviers avec le tube droit (d'après la brochure de M. Bigelow).

nation spéciale (λίθος, pierre ;
tion), dénomination pleinen
le dernier fait rapporté pa
réussit à extraire de la vessie
soixante-cinq ans trente-cir
d'acide urique, dont les d
neux avaient onze millimèt
Treize d'entre eux furent é
d'un tube n° 31 de la filière
deux, une fois engagés, s'y a
faire dix introductions suc

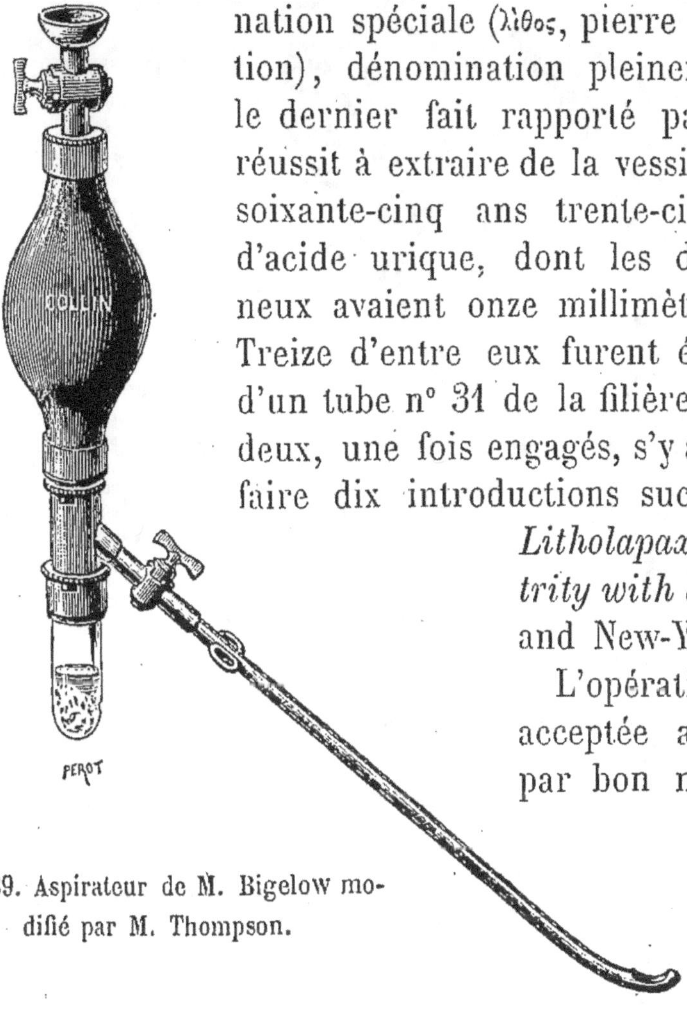

89. Aspirateur de M. Bigelow modifié par M. Thompson.

Litholapax
trity with e
and New-Y
L'opérati
acceptée a
par bon n

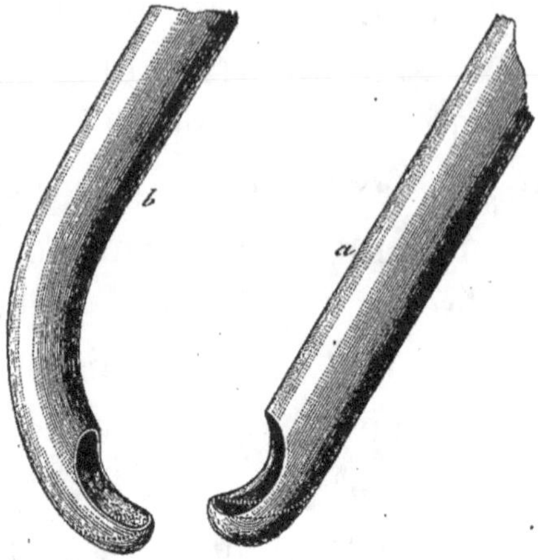

FIG. 86. — Tubes évacuateurs à extrémité unguiforme. — *a*. Tube droit. — *b*. Tube incurvé.

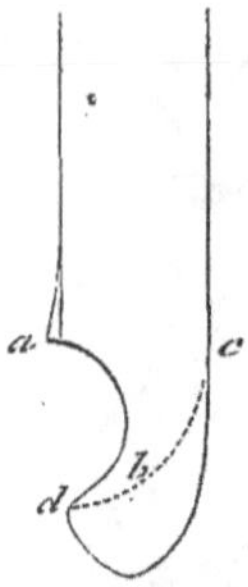

FIG. 87. — Schéma montrant la disposition intérieure du canal du tube droit. — *a d*. Ouverture d'un diamètre à peine supérieur à celui du tube. — *c b d*. Surface courbe qui commence au point extrême de l'orifice et conduit les graviers vers le tube.

	OPÉRATIONS.	MORTS.
Bigelow	21	1
Thompson	31	0
Van Duren et Keyes	21	1
Cadge	5	0
Coulson	4	0
Curtis	3	0
Weir	4	2
G. Buckston Brown	3	0
Thos. Smith	2	0
Wynkoop	2	1
Sands	2	0
Chirurgiens divers	9	1
	107	6

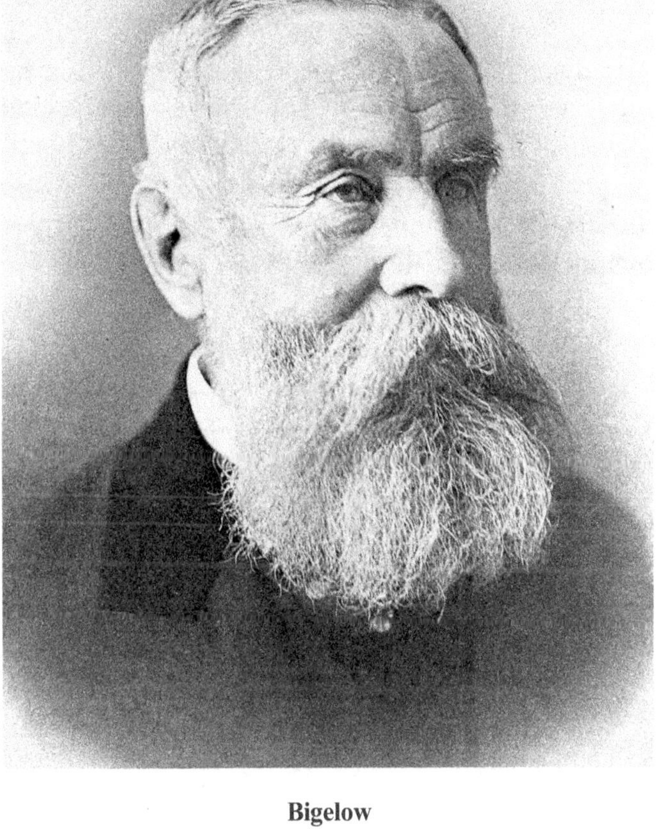

Bigelow

Félix Jean Casimir Guyon

(1831-1920)

Il est né le 21 juillet 1831 à Saint-Denis de La Réunion et mourut dans le 8e arrondissement de Paris. Son père était médecin et son grand-père paternel, périgourdin, pharmacien dans la marine.

Il est d'abord élève du séminaire diocésain de Guérande, puis il débute ses études médicales à Nantes comme interne de 1850 à 1852. Ensuite, il monte à Paris pour les achever.

De 1853, où il est externe, à 1857, il est présent dans les services de Roux, Laugier, Aran, Richet et Velpeau. Il décroche une médaille d'argent en 1855, 1856 et 1857.

Il soutient sa thèse à Paris en 1858 : *Étude sur les cavités de l'utérus à l'état de vacuité.*

Il est agrégé de chirurgie, reçu premier, en 1863 avec comme sujet : *Des vices de conformation de l'urètre chez l'homme et des moyens d'y remédier*. Dans sa promotion, on trouve Lefort, Panas et Labbé.

Il est aide d'anatomie en 1856, prosecteur en 1858, et donne des cours d'anatomie chirurgicale et de médecine opératoire de 1859 à 1863.

Il est nommé chirurgien du bureau central des hôpitaux en 1862 puis attaché à la maternité en 1864.

Sa nomination à la tête de la salle créée par Civiale à Necker oriente sa carrière vers l'urologie et lui permet de créer un labo d'histologie, de bactériologie, de chimie et de fonder une bibliothèque et un musée. Il met sur pied une consultation pour les hommes et pour les femmes.

En 1868, il donne un cours de pathologie chirurgicale puis, succédant à Dolbeau, un cours de pathologie externe.

Son cours complémentaire pour la pathologie urinaire commence en 1876.

De 1877 à 1890, il devient professeur de pathologie externe en remplacement de Dolbeau décédé le 10 mars 1877. Il se fait suppléer dans sa chaire par Richelot, en 1886.

1890 : un décret transforme sa chaire en chaire de clinique des maladies des voies urinaires. Il se fait suppléer par Albarran. De 1897 à 1900, il assure le cours de clinique des affections urinaires. Albarran lui succède quand il accède à l'honorariat.

Il est membre de l'Académie de chirurgie depuis 1863 et membre de l'Académie de médecine depuis 1878. Il remplace Richet à l'Académie des sciences en 1892. Officier d'Académie en 1869, officier de l'instruction publique en 1880, il est commandeur de la Légion d'honneur en 1906.

Guyon peut être considéré comme le fondateur de l'urologie. Il perfectionne la technique de la litholapaxie de Bigelow.

Il a eu comme élèves Jacques Louis Reverdin de Genève, Félix Legueu, René Le Fur, Joaquin Albarran.

On lui doit notamment *Les leçons cliniques sur les maladies des voies urinaires*, 2e édition, Paris, 1885 et *Leçons cliniques sur les affections chirurgicales de la vessie et de la prostate*, Paris, 1888.

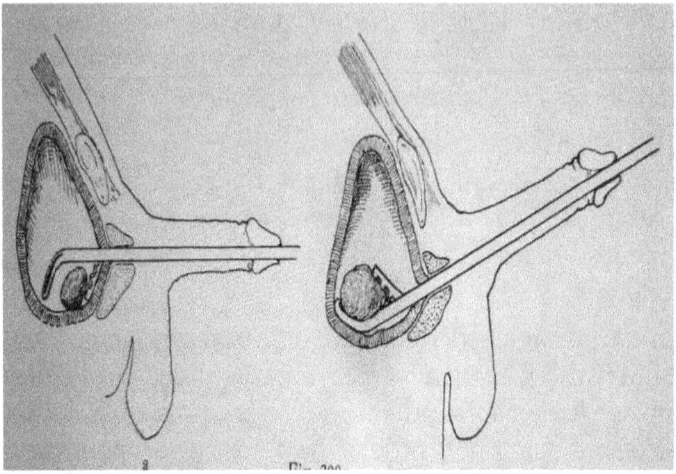

D'après Guyon dans August Bier,
***Chirurgische Operationslehre...*, Leipzig, 1920, IV, 487, fig. 356**

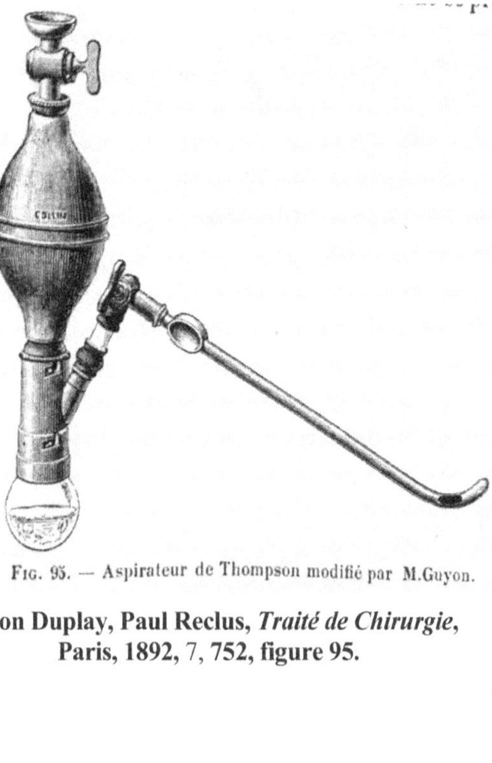

Fig. 95. — Aspirateur de Thompson modifié par M.Guyon.

Simon Duplay, Paul Reclus, *Traité de Chirurgie*,
Paris, 1892, 7, 752, figure 95.

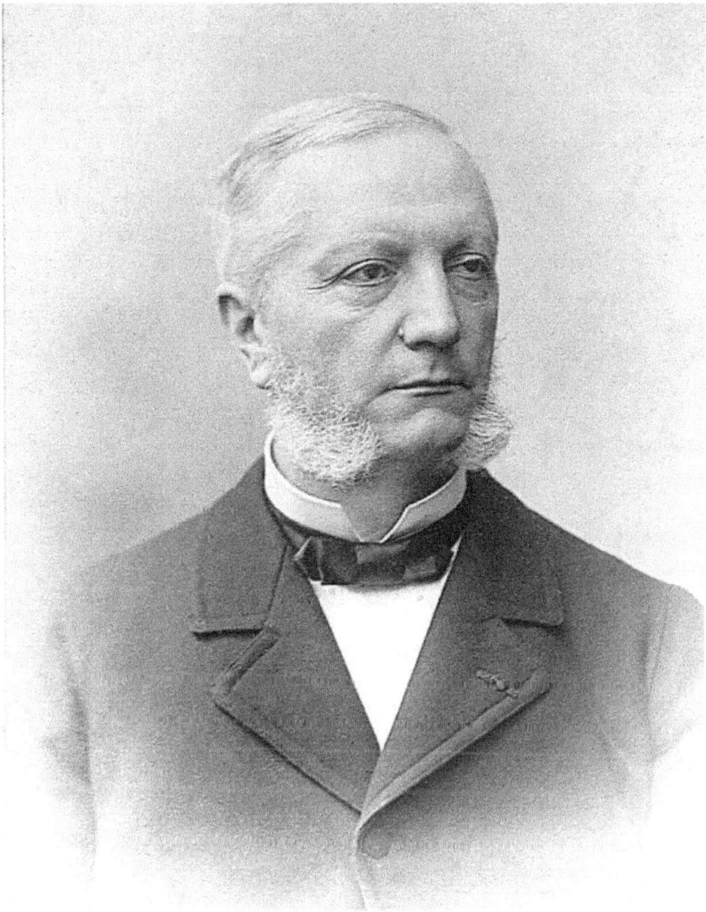

Guyon

Conclusion

Nous emprunterons à Jules Rochard (1819-1896) et à son *Histoire de la chirurgie française au XIXe siècle,* parue en 1875 chez Baillière, la conclusion de cette histoire de la lithotritie : *Lorsque nous avons cessé de nous occuper de la lithotritie, elle avait surmonté tous les obstacles ; mais les efforts de ses adeptes s'étaient concentrés sur la question instrumentale. Ils n'avaient encore agité que des problèmes de mécanique auxquels les fabricants d'instruments de chirurgie avaient pris une large part et qu'on pouvait considérer comme suffisamment résolus. Le moment était venu d'aborder le sujet par son côté clinique. Il restait pourtant encore comme nous allons le voir, quelques points de détail à régler.*

Heurteloup était demeuré fidèle à la percussion et à son lit rectangle, mais la tendance générale s'accentuait dans un autre sens. On essaya d'abord de régulariser la percussion en la confiant à l'action d'un ressort. En 1836, Béniqué et Leroy (d'Étiolles) présentèrent à l'Académie des sciences des percuteurs à détente[1]*, qui ne sont pas entrés dans la pratique,*

[1] *La communication de Béniqué fut faite à la séance du 8 août 1836 (Comptes rendus, 2e semestre 1836, III, 138). Celle de Leroy, le 22 août (C.R., 2e semestre, 204). Il est vrai qu'il annonçait avoir fait exécuter son percuteur depuis deux ans. Voyez le dessin de cet instrument dans son Histoire de la lithotritie, Paris, 1839, p. 78.*

et qui ne détournèrent pas l'attention déjà portée sur les moyens d'employer à volonté la pression ou la percussion en se servant du même instrument. Les compresseurs de Touzay, de Ségalas, de Clot-Bey, furent un premier essai fait dans ce sens, et le problème fut résolu d'une manière satisfaisante par les écrous brisés dont Civiale et Leroy[2] *se disputèrent l'invention, et par le brise-pierre de Charrière, à crémaillère et à pignon, qui atteint le même but avec moins de puissance et plus de simplicité.*

Les mors du brise-pierre ont également subi de nombreux changements. La forme et la dimension des dents ont varié ; on a opéré dans la branche femelle des trous, des fentes, des fenêtres pour laisser sortir le détritus, puis on a enlevé tout le fond de la gouttière, pour permettre à la branche mâle de venir s'y loger. Cette dernière modification, due à Costello et à Charrière, est réservée pour les circonstances qui exigent une grande force[3] *; dans les cas ordinaires, on préfère les lithoclastes à mors plats. Les instruments de Mercier, Ségalas, Vinci (de Catane), de Pagano (de Milan), Reliquet, etc., se rapprochent plus ou moins des formes précédentes*[4]*. Guillon a placé dans le fond de la branche femelle de son brise-pierre évacuateur, une lame d'acier qu'on soulève à l'aide d'un stylet, et qui sert à rejeter dans la vessie le détritus amassé dans la cuiller. Mathieu a remplacé cette lame par une languette élastique articulée à l'extrémité de la branche femelle et qui se redresse par son élasticité. Voillemier a*

---

[2] *Voillemier l'attribue à Charrière, qui la revendique égale-ment comme sa propriété. Robert et Collin y ont apporté une modification ingénieuse qui en simplifie la manœuvre.*

[3] *Heurteloup s'est élevé avec force contre l'emploi de cet instrument ; il lui donne le nom de brise-pierre de poche, ou d'instrument à cisaille, dangereux pour le malade, mais commode pour le chirurgien.*

[4] *Voyez le dessin de ces instruments dans le Traité de médecine opératoire de Sédillot et Legouest et dans les catalogues de Charrière et de Mathieu.*

adapté à son brise-pierre un ressort analogue ; mais en laissant de côté les préférences individuelles, les instruments les plus utiles aujourd'hui sont : le brise-pierre fenêtré à dents pour attaquer la pierre et les fragments les plus gros ; le brise-pierre à mors plats, qui sert à broyer les petits calculs et à extraire les débris. C'est à cette dernière variété qu'appartient le percuteur à cuillers avec lequel Heurteloup se flattait de briser les calculs et de les extraire immédiatement et entièrement[5]. Cet instrument, de 7 mm de diamètre, circonscrivant entre ces deux cuillers concaves un intervalle de 4 mm ½, pouvait, à chaque extraction, évacuer une masse de détritus, de la grosseur d'un grain de raisin. Le tassement opéré par la percussion, se faisait avec plus de sûreté que lorsqu'on emploie la pression. Il n'en fallait pas moins multiplier les introductions, prolonger les séances, et dans la pratique, Heurteloup n'en finissait pas toujours d'une seule fois ; aussi a-t-on renoncé à débarrasser aussi promptement le malade sauf dans le cas où la pierre est petite et friable, et le système de l'extraction immédiate n'a pas été adopté comme pratique habituelle. Nous ne ferons que signaler en passant les sondes évacuatrices de Leroy, de Pasquier, de Mercier, de Voillemier[6], les aspirateurs usités surtout en Angleterre, l'appareil évacuateur de Robert et Collin, etc., parce que nous nous sommes déjà trop longtemps arrêtés sur l'appareil instrumental de la lithotritie.

Ses véritables progrès se sont faits dans un autre sens. L'étude plus approfondie des maladies des voies urinaires a mieux déterminé les conditions de son emploi ; l'expérience a fait disparaître quelques-uns de ses dangers, en indiquant les précautions, les soins consécutifs, le traitement adjuvant

---

[5] *Baron Heurteloup, De la lithotritie sans fragments au moyen de deux procédés de l'extraction immédiate ou de la pulvéri-sation immédiate des pierres vésicales par les voies naturelles, Paris, 1846.*

[6] *Voyez la description et le dessin de ces instruments dans le catalogue de Mathieu, Paris, 1867, p. 130.*

qu'elle nécessite et les cas dans lesquels il faut savoir y renoncer. C'est sur ce terrain que la question aurait dû s'engager lorsqu'elle fut évoquée de nouveau par l'Académie de médecine en 1847. La discussion commença le 5 janvier, à l'occasion d'un rapport de Roux sur deux mémoires adressés par des médecins de province[7], *et se prolongea jusqu'au 26 novembre. Les statistiques, la discussion des faits particuliers, les personnalités en firent presque tous les frais, et l'Académie, fatiguée d'un débat qui menaçait de s'éterniser sans résultat, y mit fin en prononçant la clôture.*

Aujourd'hui ces luttes sont finies et les parallèles auxquels se complaisent les chirurgiens de ce temps n'offrent plus d'intérêt. Il ne s'agit pas de savoir si l'une des deux méthodes triomphera de l'autre, il s'agit d'en bien régler les attributions respectives, et sous ce rapport le problème a fait un grand pas. Tout le monde aujourd'hui considère la lithotritie comme la méthode la plus générale, puisque c'est à elle qu'on a recours dans les cas simples, qui sont heureusement les plus nombreux et qui tendent à le devenir chaque jour davantage. C'est là le triomphe de la lithotritie. Lorsque la maladie est prise au début, que le calcul est petit et friable, la vessie saine et le sujet bien portant, l'opération est d'une simplicité, d'une bénignité complète : une ou deux séances suffisent pour amener la guérison. La taille au contraire, est toujours redoutable et ne peut enlever le plus petit calcul qu'à la faveur de sa terrible plaie. Reléguée sur le second plan, elle ne s'applique plus qu'aux cas rebelles à la lithotritie, et c'est là ce qui rend illusoires les statistiques comparatives. On la réserve pour les calculs trop gros, trop durs ou trop nombreux, pour les pierres enkystées ou

---

[7] *Rapport sur les observations relatives à l'opération de la taille et à la lithotritie, les unes par M. Fleury de Clermont, les autres par M. Raynaud de Montauban, commissaires Velpeau et Roux, rapporteur. (Bulletin de l'Académie de médecine,* ***XII,*** *227). Voyez pour la suite de la discussion les tomes XII et XIII du Bulletin.*

enchatonnées ; pour les malades dont les reins ou les uretères présentent des lésions graves ; pour les vessies racornies, paralysées ou atteintes de catarrhe purulent ; pour les cas où il existe un rétrécissement infranchissable, une tumeur fongueuse ou une hypertrophie exagérée de la prostate, s'opposant aux explorations, ou rendant la manœuvre des instruments difficile. À conditions égales, on préfère la taille chez les enfants, à cause de l'étroitesse et de la susceptibilité de leur canal ; ils la supportent d'ailleurs beaucoup mieux que les adultes et les vieillards, chez lesquels la lithotritie retrouve tous ses avantages.

Mais l'ultime objectif des urologues c'est de voir ce qui se passe dans la vessie, de voir son contenu et ces fameuses lithiases dont ils n'ont l'idée de la présence que par le bruit que fait leur sonde en les heurtant et par la sensation tactile que provoque le contact de leur canule avec la pierre. Ce qu'ils veulent, c'est l'identifier.

Il n'est pas étonnant que deux urologues renommés en leur temps, Pierre Ségalas (1792-1875) et Antonin Desormeaux (1815-1894), soient les pères fondateurs des techniques endoscopiques appliquées aux organes creux.

Précurseur de l'exploration endoscopique assistée d'un système éclairant, Filippo Bozzini publie à Weimar en 1807 son *Der Lichtleiter oder Beschreibung einer einfahren Vorrichtung und ihrer Anwendung zur Erleuchtung innerer Höhlen und Zwischenräume des animalischen Körpers.* (Le conducteur de lumière ou description d'un simple appareil et de son emploi pour éclairer les cavités et les interstices du corps de l'animal vivant) dans lequel il décrit différents tubes munis d'un éclairage par miroirs pivotants pour explorer les organes creux. Mais il semble qu'il n'ait jamais jeté un coup d'œil dans un urètre ou dans une vessie.

Pierre Ségalas, en 1827, propose un moyen d'éclairer l'urètre et la vessie de manière à voir l'intérieur et fait observer qu'en le modifiant un peu, son appareil semble propre à éclairer différentes parties de la muqueuse gastro-pulmonaire. Il est constitué d'un tube rectiligne en argent muni d'un mandrin qui facilitait son introduction dans la vessie. Un boitier cylindrique reçoit deux bougies dont un jeu de miroirs reflète la flamme. Cet éclairage était très insuffisant et son utilisation fut limitée.

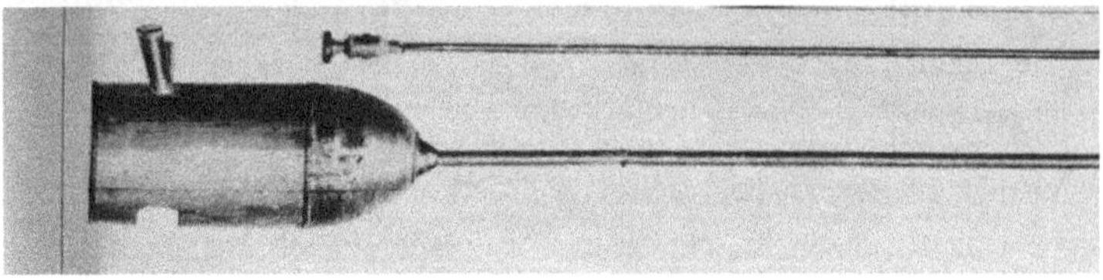

Endoscope de Ségalas

Alain Segal a consacré un article à cet appareil dans la revue *Histoire des sciences médicales*, en 2008. L'appareil comportait une sonde polie intérieurement, un miroir conique, un miroir concave, un tube cylindrique de 6 mm de diamètre et de 13,5 cm de long, deux bougies, une sonde de caoutchouc au diamètre du premier tube.

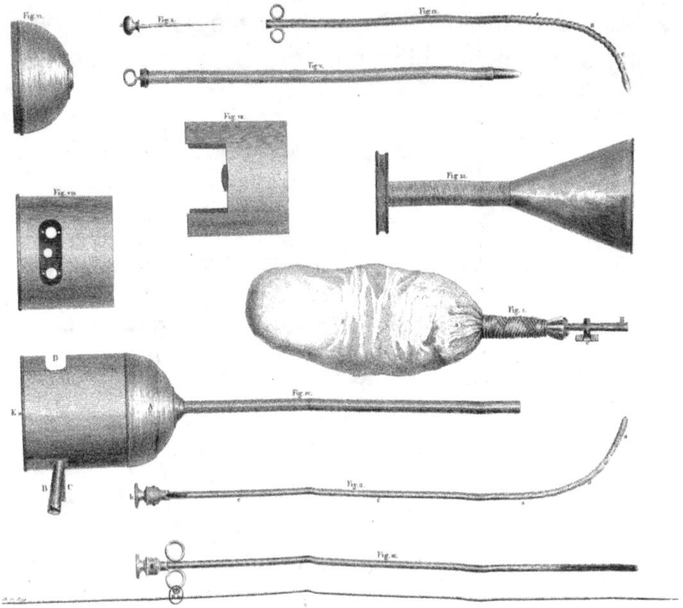

Planche VIII, Tanchou, *Nouvelle méthode pour détruire la pierre dans la vessie sans opération sanglante précédée d'un examen historique et pratique de tous les procédés de lithotritie employés jusqu'à ce jour*, Paris, 1830

Antonin Desormeaux (1815-1894) écrit dans la préface de son ouvrage publié chez Baillière en 1865, *De l'endoscope et de ses applications au diagnostic et au traitement des affections de l'urèthre et de la vessie : Pour l'œil, on inventa les ophtalmoscopes, les laryngoscopes pour la partie supérieure des voies aériennes, et, pour toutes les cavités dont l'ouverture trop étroite n'admet pas le spéculum, je proposai l'endoscope*. L'éclairage était assuré par une lampe à mèche alimentée par un mélange d'alcool éthylique et de térébenthine qui donnait une flamme particulièrement vive. Le tube était rectiligne pour explorer l'urètre et coudé muni d'une fenêtre oblique pour explorer la vessie, dont le champ visuel était étroit et que la moindre trace de sang ou de pus obscurcissait irrémédiablement.

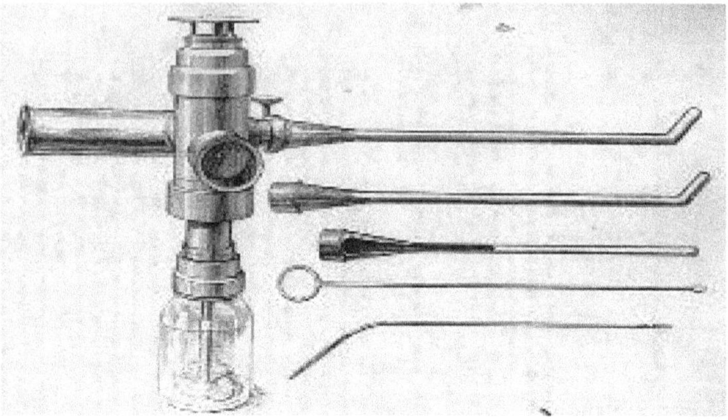

Endoscope de Désormeaux

C’est en 1879 qu’Edison invente la lampe à incandescence. De nombreuses années s’écouleront avant sa miniaturisation et Max Nitze (1848-1906) l’adaptera à l’extrémité distale de son cystoscope, ce qui occasionnait des brûlures difficilement guérissables. Ce ne sera qu’en 1905 avec l’apparition des ampoules à filaments métalliques que cet inconvénient disparaîtra.

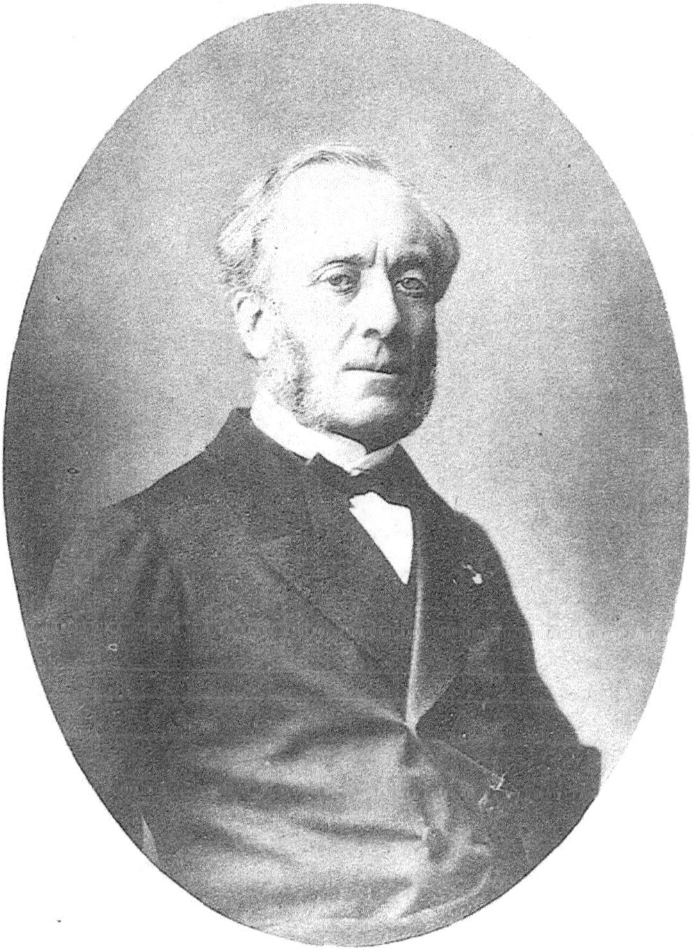

Antonin Jean Desormeaux

Bibliographie

Amussat J.Z., *Lithotrypsie et cystotomie hypogastrique ou mieux postéro-pubienne*, Paris, 1832.

Bancal Antoine Pascal, *Lithotripsie ou lithotomie, 53 opérations de la pierre...*, Bordeaux, 1839.

Bigelow, Henry Jakob, Lithotrity by a single operation, *American Journal of medical Science,* 1878, 75, 117-134.

Blandin Philippe Frédéric, *Thèse sur cette question : parallèle entre la taille et la lithotritie, soutenue le 24 juillet 1834, au concours pour la chaire de clinique chirurgicale, vacante à la Faculté de médecine de Paris.*

Blandin Philippe Frédéric, *De l'usage des inhalations d'éther dans les opérations chirurgicales..., Extrait du Journal l'Union médicale, mars 1847,* Paris, 1847.

Civiale J., *Traité de l'affection calculeuse ou recherches sur la formation, les caractères physiques et chimiques, les causes, les signes et les effets pathologiques de la pierre et de la gravelle... avec cinq planches*, Paris, 1838.

Dechambre, *Dictionnaire encyclopédique des sciences médicales*, 2e série, 2, 709-737, Paris, 1876.

Desormeaux Antonin, Jean, *De l'endoscope et de ses applications au diagnostic et au traitement des affections de l'urèthre et de la vessie : leçons faites à l'hôpital Necker*, Paris, 1865.

Druhlon Jimmy, *Frédéric Charrière, fabricant d'instruments de chirurgie*, Paris, chez l'auteur, 2008.

Duplay Simon, Reclus Paul, *Traité de Chirurgie*, Paris, 1892.

Dupuytren Guillaume, Baron, *Leçons orales de clinique chirurgicale faites à l'Hôtel-Dieu de Paris...* recueillies et publiées par MM. les docteurs Brière de Boismont et Marx, 2e édition entièrement refondue, 4, 687-689, Paris, 1839.

Gaujot G., Spillmann E., *Arsenal de la chirurgie contemporaine...* 2, Paris, 1872.

Gruithuisen, *Handbuch der Vorbereitungslehre an den Königslich Baierischen Schulen*, Nürnberg, 1824.

Guillon François Gabriel, *Contribution à la chirurgie des voies urinaires suivie de mémoires sur divers sujets de médecine et de chirurgie*, Paris, 1879.

Heurteloup (Le baron), *Lithotrypsie. Mémoires sur la lithotrypsie par percussion et sur l'instrument appelé percuteur courbe à marteau...*, Paris, 1833.

Küss René, Gregoir Willy, *Histoire illustrée de l'urologie de l'Antiquité à nos jours,* Paris, 1988.

Leroy d'Étiolles, *Exposé des divers procédés employés jusqu'à ce jour pour guérir de la pierre sans avoir recours à l'opération de la taille*, Paris, 1825.

Leroy d'Étiolles, *De la lithotripsie*, Paris, 1836.

Luys Georges, *Traité de cystoscopie et d'urétroscopie,* Paris, 1914.

Mercier Auguste, *Recherches sur la nature et le traitement d'une cause fréquente et peu connue de rétention d'urine... suivies d'un mémoire sur un nouveau moyen d'extraire les fragments après la lithotritie...*, Paris, 1844.

Pasteau Octave, *Les instruments de chirurgie urinaire en France d'après les documents originaux du XVIe au XXe siècle...*, Paris, 1914.

Rigal Joseph-Jean-Antoine, *De la destruction mécanique de la pierre dans la vessie ou considérations nouvelles sur la lithotritie, Mémoire lu à l'Institut (Académie des sciences), les 10 août et 14 septembre 1829*, Paris, 1829.

Rochard Jules, *Histoire de la chirurgie française au XIXe siècle, étude historique et critique sur les progrès faits en chirurgie et dans les sciences qui s'y rapportent depuis la suppression de l'Académie royale de chirurgie jusqu'à l'époque actuelle*, Paris, 1875.

Sanson J.L., Bégin L.J., *Mémoire sur une manière nouvelle de pratiquer l'opération de la pierre par le Baron Dupuytren*, Paris, 1836.

Sédillot Charles, *Traité de médecine opératoire, bandages et appareil*, Paris, 1853.

Ségal Alain, Aperçu sur l'œuvre de Pierre Salomon Ségalas d'Etchepare (1792-1875), *Histoire des sciences médicales*, XLII, 2, 2008.

Ségalas P.-S., *Mémoire sur les nouveaux moyens d'explorer le canal de l'urèthre*, Paris, 1826.

Ségalas P.-S., *Essai sur la gravelle*, Paris, 1835-1836.

Ségalas P.-S., De la lithotritie au point de vue de son application, *Union médicale*, août et septembre 1855.

Tanchou Stanislas, *Nouvelle méthode pour détruire la pierre dans la vessie sans opération sanglante précédée d'un examen historique et pratique de tous les procédés de lithotritie employés jusqu'à ce jour*, Paris, 1830.

Thompson Henry, *Leçons cliniques sur les maladies des voies urinaires...*, Paris, 1874.

Velpeau Alfred, *Nouveaux éléments de médecine opératoire*, Paris, 1832.

Velpeau Alfred, *Reproduction fidèle des discussions qui ont eu lieu sur la lithotripsie et la taille à l'Académie royale de médecine en 1835 à l'occasion d'un rapport de M. Velpeau sur ces deux opérations*, Paris, 1835.

Velpeau Alfred, *Nouveaux éléments de médecine opératoire*, Paris, deuxième édition, 1839.

Zimmer Marguerite, *Histoire de l'anesthésie, Méthodes et techniques au XIX*e *siècle*, Paris, 2008.

Table des matières

Structures éditoriales du groupe L'Harmattan

L'Harmattan Italie
Via degli Artisti, 15
10124 Torino
harmattan.italia@gmail.com

L'Harmattan Hongrie
Kossuth l. u. 14-16.
1053 Budapest
harmattan@harmattan.hu

L'Harmattan Sénégal
10 VDN en face Mermoz
BP 45034 Dakar-Fann
senharmattan@gmail.com

L'Harmattan Cameroun
TSINGA/FECAFOOT
BP 11486 Yaoundé
inkoukam@gmail.com

L'Harmattan Burkina Faso
Achille Somé – tengnule@hotmail.fr

L'Harmattan Guinée
Almamya, rue KA 028 OKB Agency
BP 3470 Conakry
harmattanguinee@yahoo.fr

L'Harmattan RDC
185, avenue Nyangwe
Commune de Lingwala – Kinshasa
matangilamusadila@yahoo.fr

L'Harmattan Congo
219, avenue Nelson Mandela
BP 2874 Brazzaville
harmattan.congo@yahoo.fr

L'Harmattan Mali
ACI 2000 - Immeuble Mgr Jean Marie Cisse
Bureau 10
BP 145 Bamako-Mali
mali@harmattan.fr

L'Harmattan Togo
Djidjole – Lomé
Maison Amela
face EPP BATOME
ddamela@aol.com

L'Harmattan Côte d'Ivoire
Résidence Karl – Cité des Arts
Abidjan-Cocody
03 BP 1588 Abidjan
espace_harmattan.ci@hotmail.fr

Nos librairies en France

Librairie internationale
16, rue des Écoles
75005 Paris
librairie.internationale@harmattan.fr
01 40 46 79 11
www.librairieharmattan.com

Librairie des savoirs
21, rue des Écoles
75005 Paris
librairie.sh@harmattan.fr
01 46 34 13 71
www.librairieharmattansh.com

Librairie Le Lucernaire
53, rue Notre-Dame-des-Champs
75006 Paris
librairie@lucernaire.fr
01 42 22 67 13

www.ingramcontent.com/pod-product-compliance
Lightning Source LLC
LaVergne TN
LVHW021235061026
849535LV00008B/3067